放射能は人類を滅ぼす

落合 栄一郎 著

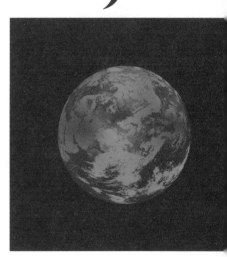

緑風出版

目次　**放射能は人類を滅ぼす**

まえがき・9

第1部　放射線によって起った健康障害──その概要── 15

第1章　核からの放射線による健康障害 17
──いままでにあった主なこと──
1　広島、長崎・17
2　核実験・18
3　キシュテイム核施設の事故（1957）・20
4　スリーマイル島原発・20
5　チェルノブイリ事故・21
6　通常運転下の原発・22
7　その他の事象・24

第2章　福島原発事故 27
1　小児甲状腺ガン・27
2　福島県内の他の病気・29
3　他県の人々への健康障害・29
4　人間以外の生物への影響・32

第3章　明らかな内部被曝による被害の例 35
1　トロトラスト・35
2　ラジウム・シティー・36
3　プルトニウム内部被曝実験・36

第2部　放射線はどうして健康に悪いのか 39

第4章　放射線のエネルギー対化学反応のエネルギー 41
──放射能の物質破壊の基礎──

　　　　1　基本的なことの復習——原子、同位体、分子など・41
　　　　2　核反応と化学反応の違い・43
　　　　3　電離作用とは・44

第5章　半減期（物理的）とBq値、Bq/Gy/Sv関係　　　50

第6章　Sv（Gy）値の意味すること　　　56
　　　——放射線の生物への影響の基本的機構——

第7章　低線量でも影響はあるか？　　　60
　　　——ガンの場合——LNT仮説
　　　　1　低線量での影響・60
　　　　2　LNT関係を示すデータ・61

第8章　低線量でも影響はあるか？——ガン以外の病気　　　68

第9章　確定的（急性）—対—確率的（晩発）症状　　　70

第10章　外部被爆と準内部被曝／内部被曝　　　74
　　　　1　外部被曝と内部被曝、被曝線量強度・74
　　　　2　内部被曝の直接的証拠・77
　　　　3　K-40（C-14）の内部被曝線量率・78
　　　　4　内部被曝線量の推定のための生物的半減期
　　　　　　——放射性物質はどう排泄されるか・80
　　　　5　準内部被曝・84

第11章　放射性物質はどんな形で出て来るか　　　86
　　　　1　原爆の爆発時・86
　　　　2　原発から・87

第12章　どの核種がどのような健康障害を起すか　　　91
　　　　1　単体として振る舞うもの・92
　　　　2　非水溶性微小粒子の場合・93

3　単独の化合物またはイオンとして・93

第13章　放射能汚染の度合、除染、人体からの除染　　　　　98
　　　1　放射能汚染のやっかいさ・98
　　　2　除染は移染・99
　　　3　身体除染・100

第14章　天然の放射能と人工の放射能　　　　　　　　　　　103

第2部の結論　　　　　　　　　　　　　　　　　　　　　108

第3部　放射能安全神話の検討　　　　　111

第15章　福島事故からの放射性物質の放出量は低く、被曝線
　　　　量も低い——は正しいか？　　　　　　　　　　　113

第16章　100mSv以下はガン発症の危険はないのか　　　　116

第17章　小児甲状腺ガンと白血病のみは本当か　　　　　　118

第18章　甲状腺ガンの多発は福島放射線とは無関係か　　　120

第19章　鼻血は福島のような低線量では起らないか　　　　124

第20章　セシウム（Cs）対 カリウム（K）　　　　　　　　126

第21章　天然放射能に適応できるのか？　　　　　　　　　128

第22章　低線量被曝は、タバコや診療X線の影響などと較べ
　　　　てたいしたことはないというウソ　　　　　　　　132

第23章　原発（核発電）はグリーンというウソ　　　　　　134

第4部　人類を欺く欺瞞体制　　　　　　　　　　　　137

第24章　原爆について　　　　　　　　　　　　　　140

第25章　真実の隠蔽——核実験などについて　　　　146

第26章　原発の安全神話　　　　　　　　　　　　　149

第27章　放射線の健康への悪影響の否定から放射能安全（安心）
　　　　神話へ　　　　　　　　　　　　　　　　　　152

第28章　放射線の健康障害の真実を語る科学者の排斥　156

第29章　健康を問題にしないエートス運動の問題点も　160

第30章　脱（反）原発対脱被曝　　　　　　　　　　163

第31章　風評被害　　　　　　　　　　　　　　　　166

第32章　復興への舵取り　　　　　　　　　　　　　169
　　　　——明るい未来を作ると称して被曝を無視

第5部　なぜ原発はあってはならないか　　　　　　171

あとがき　科学者・ジャーナリストよ 立ち上がってほしい・180
参考文献・183

まえがき

　原爆が発明・使用されてから71年、福島第一原発事故から5年、この間、核（兵器）の目に見える被害（都市破壊、瞬時の大量殺人）は、充分に世界の人々に認識され、核兵器廃絶は世界市民共通の最大の望みの一つになっている。それは、これからの世界レベルの戦争で、核兵器が使用されれば、地球上の人類・生命の多くが死滅させられ、人類文明は消滅せざるをえないであろうからである。人類が存続することが望ましいとするならば、核兵器はこの地球上から早急になくしてしまわなければならない。これは自明のことであろう。残念ながら、核保有国ばかりではないが、それを保有したいと望んでいる国（日本も含む）の思惑と、それを支える陰の力が、核兵器廃絶を阻んでいる。これは人類というか、こうした豊かな生命にあふれる希な天体（地球）にとって大変危険なことである。

　しかし、いわゆる核の平和利用には、人類の多くがまだ望みをたくしているかにみえる。核不拡散条約ですら、（5大核保有国を除き）軍事目的の開発は禁止するものの、平和利用は促進するとしている。それも幸いして、核利用によって利益をうる側（核産業とそれに繋がるもの）は、軍事であろうと平和利用であろうと、それがもたらす負の影響（放射線による健康障害）をひたかくしに隠している。その負の影響は、原発が現状のままでも、今後ますます増大するが、今後原発がさらに増設され、そして老朽化した原発が、おそらく事故ばかりでなく様々な原因で、放射性物質を放出する機会（事故、漏洩その他）が増え、それが人間を含む生命に、負の影響をさらに拡大するであろ

う。この影響は、核兵器が今後、地球上で用いられないとしても、同様な危険をはらんでいる。どうしてそうなのかが本書の主題である。

原爆の被爆者には、直ちには死ななかったが、多年にわたって様々な健康障害に悩んだ人が多い。原爆後遺症であり、原爆爆発にともなって生成した放射性物質（降下物、またの名＝死の灰）の影響でもある。核発電により電力を作る原子炉の中の燃料棒は、原爆と同じ原料で出来ているし、熱を発生させる反応は、原爆のものと同じ（核分裂）である。したがって、事故その他により放出される放射性物質は、原爆後遺症に相当する、放射線による健康被害を引き起こす。

福島原発の事故では大量の放射性物質が吐き出された。排出量については、日本政府の発表数値は、疑問が多く、実際は、すでにチェルノブイリのそれを2倍ほど凌駕していると考えられる。かなりの部分は、東側の太平洋方面に拡散したが、陸地側の福島県から関東地方も含む周辺地域へ拡散した。実際、沖縄あたりまで達したようである。太平洋方面の大気中へ拡散した放射性物質は、すでに地球の北半球を一周したようである。太平洋の海中にどのように分布しているのか。均一に拡散することはないだろうが、どこにどの程度偏在しているのか。

この放射性物質の影響に関しては、様々な憶測・宣託・科学を装ったウソなどが、様々な方面から発せられて、人々を惑わせている。特に声の大きい発言者は核産業とそれに連なる政治家、官僚、専門家と称される科学者達である。彼らの主張の根幹は、核（放射能）の健康への負の影響を、極力小さく見せようとするもので、今回の福島原発事故についての日本政府の対応は、チェルノブイリ後のベラルーシ、ロシア、ウクライナの対応に比較しても、酷いものであり、日本国民の命を無視している。彼らの言い分は後に検討するように、すべて、科学的に誤りである。その誤りを恰も科学的に真実であるかのように主張し、市民に信じ込ませようと懸命である。政府や企業はともかく、放射能専門家を名乗る（というよりそうした地位にある）人々が、実はこうした発言を様々な機会に、権威者として繰り返している。公然と真実を隠蔽し、「放射線安全神話」を売り込んでいる。残念ながら、大方のメディアも、それに加担しているために、国民多数は、真実を知らされず、しかも、残念ながら、国民多数には真実を知ろうとする意志も少ないようである。

メデイアが、こうした権威側の伝達者になっている原因は、核産業側からの圧力もあるが、メデイアに携わる人達が、放射能の本当のことを充分に理解していないことにも原因があると思われる。筆者はすでに、『原爆と原発：放射能は生命と相容れない』（鹿砦社、2012）、『Hiroshima to Fukushima: Biohazards of Radiation』（Springer Verlag, 2013）、『放射能と人体：細胞・分子レベルから見た放射線被曝』（講談社、2014）で、放射能の真実を追求し、生命と相容れないことを示した。

　放射能の影響の現実は、非常に微妙で、じわじわと押し寄せる類いのもので、大局的な見地からの統計的なデータで検討しないと見えてこない。放射線は人間の五感では感知できないので、日常の生活感覚では、それと認識・実感できない。放射能による健康障害を受ける人は確実にいる（たとえば、福島の子供たちの甲状腺ガンは、確実に増え続けている）のだが、大部分の人には影響はまだ現れていない。その上、もともと健康障害の原因は、放射能ばかりでなく、無数にある。だから、核を保持したい側の声高なウソ（今回の放射能による健康への影響は心配するほどではない）にまるめこまれやすいのである。健康への影響はいつ、だれに、どのような健康上の問題として現れるか、予見はできない。そして影響が現れてからでは遅いのである。

　多くの国で、ガンが死亡原因のトップになっている。特に小児ガンが増えている。ガンは、1950年代中頃から顕著に増加しはじめた。ガンの上昇傾向は人類の核に関する活動量（ウラン掘削量で代表）と平行している。また、ここ半世紀ほどで、男性の精子数が、多くの国で、急速に減少しており、不妊の原因が男性側にあるケースが増えている。卵子の劣化現象もみられる。過去１世紀の間に、様々な有害物質が環境にばらまかれたことは事実で、これらの環境汚染物質の影響がこうした現象の原因であろうが、放射能という汚染源の影響もその一つであり、無視できないであろう。いや無視できないどころか、かなり寄与していると思われる。

　本書では、上記３著とは少し違う観点から、放射能の本質を議論し、現在囁かれている（いや声を大にして喧伝されている）「放射能安全神話」の誤りを検証しようとするものである。そして、体制側が、いかに核を保持するために、真実の隠蔽を図っているか、また、ある種の人々は反原発を装いながらこうした体制側の意図を許容し、意図する／しないに拘らず、体制側に与し

ていることになる、などを検討する。ここで明らかになるのは、反（脱）原発という動きが、さらに2派に別れるらしいことである。それは、反原発／被曝容認派、もう一つは、脱原発／脱被曝派といわれるものである。前者は、福島の人達の苦悩に寄り添うと称して、被曝状況を極端に過小評価して、したがって、それに起因する健康障害はほとんどない、だから安心して生活しなさいよ、と慰める役割を進んで負っている。そして、こういう人達は、彼らが脱被曝派と名付ける人達を、被曝被害について真っ赤なウソをついている、住民に恐怖を植え付ける、反住民だと言って攻撃する。被曝の負の影響を否定する、従って低線量被曝を許容するという点で、原発推進派と同等の主張をしている。被曝を許容するということは、また事故が起ってもたいしたことがないだろうから、原発を継続してもよいとなり、実態のない反原発運動になる。福島事故の責任を追求するという反原発の姿勢は見せているが、実質的には、核権力の側に立っていることになるのであるが、そう認識されにくい。そして、この反原発／低線量被曝許容派は、こうした人達（脱被曝）を、反（脱）原発運動を引き裂く困った分子と排撃する。彼らのこうした排撃態度こそが、脱原発運動を弱くしている。

　放射性物質というものは一度コントロールの効かない条件下で拡散させてしまったら始末に困る代物であることを強調しておきたい。その事実を強調することは、それによって引き起こされる様々な問題、最終的には多くの人（生物）の命が失われることになるという現実を知ってもらいたいからであり、なにも人々に恐怖心を植え付けようなどという意図からではない。現実をしっかり認識して、放射性物質なるものを作り出す原発をなんとか廃棄しなければならないという考えを多くの人に持ってもらいたいし、そういう方向に運動を続けてほしいと念願するからである。

　2015年8月まで、ほとんど2年の長きにわたって、日本では稼働原発はゼロであった。それにも拘らず、日本で、電力不足はなかった。ということは、原発は、日本の現状では、不要ということである。しかしながら、原発を様々な理由で維持することに経済的・政治的（そして軍事的）利益を得る側は、いい加減な規制委員会なるものを立ち上げ、原発立地自治体の長を取り込んで、原発再稼働を懸命に推進しつつある。地震、火山活動などの地殻活動が活発化している日本で、もう一度原発事故が起これば、日本の大部分は

人間の住めない状態になる可能性が高い。実に愚かな選択である。これを推進している人達は、その時（事故）までは生きておらず、今この時に充分に利益を得るならば、自分達があの世へ行った後はどうなろうとかまわないという態度なのであろう。

　人類にとって、エネルギー問題は基本的なものであることは論をまたない。人類が他の生命と違って、現在のような文明を営みえるのは、一つには余分なエネルギーを獲得する技術を開発してきたからである。化石炭素燃料（石炭、石油）を発見して以来それによって文明を築いて来た。しかし、その資源には限りがある。そして20世紀中頃についに核分裂というエネルギー源を見出し、それによって利益を上げえる人達によって、兵器としてばかりでなく、「平和利用」として核発電を推進してきた。これもやはり有限な資源に依存しているもので、やがては枯渇する。ただし、増殖炉とか核融合技術とか、資源枯渇をあまり心配しなくともよい技術の開発にも努力をしているが、実現の見込みは立っていない。

　一方、太陽光依存のソーラー発電、風力発電、地熱発電、潮力発電など、資源の枯渇を心配する必要がないエネルギー源は十分にある。原発に固執して、文明の危機まで招きかねない技術より、こうした再生可能で資源の枯渇なしの技術の開発に力を注ぐほうが、より賢明であることは明らかである。

　核発電に固執する側の目的には、経済的利益と核兵器を作りうる可能性の保持とがある。少数の利益のためには、人命を犠牲にしてもよいという基本的な倫理観の欠如が問題の根本にある。これは憲法の基本的人権の侵害という面からの論も成り立つが、違憲、倫理レベルより更に基本的な生命が存続できるかどうかという大きな問題なのである。利益を得る側の人にも、放射能の健康被害が及ばないとは限らないし、すでにそのような例は起っていると思われる。もちろん、その場合、放射能の影響かも知れないという意識はないであろうし、そんなことは認めないであろうが。

　なお、本書では、次のことを予めご了承いただきたい。

（1）原発の原子炉の構造上の問題点、耐震性などや、原発事故そのものと原因、そして汚染水の漏洩問題などは、重要な問題であるが、本書では議論しない。

（2）放射能による健康障害については、夥しい数の書籍、研究論文、イン

ターネットサイトからの情報があるが、それらの詳細は、この本では、とてもカヴァーできない。重要ないくつかの概要を記述するに止める。

（3）筆者は科学的側面を強調する。放射能が生命にどのような影響を及ぼすか、生体が放射能にどう対応するかが主要問題であるが、その詳細は『放射能と人体』(講談社、2014)で扱ったので、ここでは省略する。

（4）科学的側面以外の問題点は、非常に複雑多岐にわたり、その主要な点はある程度カヴァーすることを試みたが、充分ではない。

第1部 放射線によって起った健康障害

――その概要――

まず第1章では、これまでに起った放射線による健康障害の主な例を復習しておこうと思う。これらの事象の多くは、すでに数々の報告、書籍などで紹介されているので、概要を記すのみに止める。第2章は、現在までにわかっている福島第1原発事故による人間の健康障害、他の生物への影響を概観する。事故後5年半しか経っていないので、ここに記す健康障害がすべて放射線によるものか、充分に検証されていないことは断っておかねばならない。第3章は、放射性物質が体内に入ったことが明らかな例で、それが、どう健康を害したかの数例である。

第1章　核からの放射線による健康障害
　　　──いままでにあった主なこと──

　核分裂が発見されて以来、人類は様々なやり方で、核を利用しようとしてきた。核兵器、そして平和利用としての核電力、その開発・運用に付随して大変な数の深刻な健康障害（特に、白血病やその他のガン死）が起ったのである。ガン以外の病気も、おそらくガンの数倍はあったろうと思われるが、原爆の場合を除いて、因果関係は充分に確立されていない。

　いずれにしても、これらの事実は、放射能が命と相容れないことの確固たる証拠である。しかし、原子力ムラ側は、極力そのデータを隠蔽してきたし、データが公にされても放射線との因果関係は、徹頭徹尾否定し続けている。ここでその全てを詳述する余裕はないが、放射能の影響についてのいくつかの顕著な事例を簡単に記述する。

1　広島、長崎

　被爆直後から短期間に現れた熱、爆風や放射線による一連の症状を急性障害といい、吐き気、食欲不振、下痢、頭痛、不眠、脱毛、倦怠感、吐血、血尿、血便、皮膚の出血斑点、発熱、口内炎、白血球・赤血球の減少、月経異常など様々な症状があった。急性障害は、約5カ月後の年末にはほぼ終息。被曝せずとも数日後に市内に入って死の灰の影響を受けた人達の多くは原爆被爆者と同じような症状で死亡した例も多かった。こうして数カ月以内に死亡しなかった人達（原爆被曝＋死の灰被曝）の多くは、白血病・ガンを含む様々な

健康障害に悩まされた。奇形児の誕生も、有意に増加した。これらの事実やデータの多くはすでに報告されている（広島、1979；LSS-14）。LSS-14（Ozasaら、2012）のデータの一部は、第4章第2節でLNT仮説の根拠として論じる。しかし、この事象を追求する主たる組織ABCC/放射線影響研究所は未だに死の灰による内部被曝を無視し続けている。最近、大瀧、大谷は、岩波「科学」誌上で、原爆による健康障害の主要原因は、微小粒子（死の灰）による内部被曝であったという研究結果を発表した（大瀧、大谷、2016）。

2　核実験

　1954年春、南太平洋のビキニ環礁でのアメリカの水爆実験による死の灰をかぶった第5福竜丸の久保山さんが、後に放射能の影響で死亡したことは良く知られている。この実験の際の死の灰による影響は、この漁船ばかりではなく多くの漁船と乗組員に、そして現地に住んでいた人々に、多大の影響を与えたのだが、公にはあまり知られていない。

　通常の核兵器の大気圏内の実験はアメリカのネバダ州で、1951年から1958年までに約100回行われた。そこで発生した死の灰は、西風に乗って、ネバダ州の東側、ユタ州の方角に流れた。というのは、北東方向への風が吹く時に爆発実験が行われたからである。しかし、最初の実験（1951年）はそうした配慮なしで行われたために、南東方向に位置するラスベガスの住人の新生児に異常（低体重新生児が急増）が直ちに観察された（スターングラス、1972）。それからは、白人の多く住むラスベガスへの影響を回避するために、風向きを考慮するようになったわけである。ラスベガス方面への影響はその後避けられたが、実験場の東、北東方面への影響が凄まじくなった。

　核実験の死の灰では、実に多くの人に被害があったのだが、主に4つのグループの人達に影響があった。最も影響を受けたのは、原爆実験に立ち会わされた兵士達（アトミックソルジャーという）。彼らは、爆発時は塹壕に隠れていて、爆発後直ちに、爆心地に向かい、当時の想定相手ソ連兵を攻撃するという訓練内容であった（広瀬、2015；実景は、例えば、https://www.youtube.com/watch?v=ZWSMoE3A5DI；https://www.youtube.com/watch?v=CthmReIU_Y 参照）。しかし、彼らの多数が、死の灰の影響を受けて白血病やその他

のガンに悩まされ、死亡したことが公にされたのは、ずいぶん時間が経ってからであった。1957年の実験に参加した1軍曹が1976年になって白血病を発症した。これが発端となって、アトミックソルジャーが様々な放射線障害を経験したことが明るみに出た（広瀬、2015）。これらの兵士の被曝線量は、公式には $8.0〜9.5mSv$ と記録されている。

　2番目の人達は、原爆実験に雇われた作業員で、この人達もかなり被曝した。公式には最高20mSVといわれているが、機械工として雇われた48人のうち、43人がガンで亡くなったという証言もある。これらの人達は、現場の近くで被曝した人達である（広瀬、2015）。

　3番目の集団は、ユタ州の南西部、アイロン郡で、先ず死の灰を浴びた草を食べて、大量の羊が死亡した。そして、セントジョージという町とその周辺で、1956年ごろから、小児白血病や様々なガンになる人が増えた（ユタ州史、1979）。また、1952〜57年の間に生まれた子供に知恵遅れが多かったそうでもある（広瀬、2015）。アトミックソルジャーの場合は現場で撒き上がった死の灰、セントジョージでは、実験場から風で送られて来た死の灰が原因である。これらの人達の一部はようやく最近になって、ダウンウィンダーズ（風下者）として、その因果関係が公式にも認められるようになった（米政府サイト）。

　もう一団は、広瀬によれば、西部劇に出演した俳優、監督、その他の関係者である。それは、実験場の東側の砂漠地帯で、数々の西部劇映画が作られて、死の灰の砂塵を巻き上げて疾駆するなどの場面を通して、死の灰を吸い込んだ結果と想像されている。ジョン・ウェインなどの著名な俳優が多数、ガンなどで若くして亡くなっている。

　原爆実験による死の灰は、アメリカの西海岸を除く、ほとんどアメリカ全土に及んでいるが、その影響は、例えば、1952年から1980年位までの間、新生児の死亡率の上昇がアメリカ全土で見られた（スターングラス、1972）ことにも窺える。なお、核実験（1953年）後にニューヨーク州北部で起った事象については、後（25章）に述べる。

　2016年5月の、オバマ米大統領の広島訪問がきっかけになって、核爆発の最初の実験地ニューメキシコのトリニティー・サイト周辺の住民が、あの実験後にあった住民の健康への被害（10〜20年後ぐらいからガン患者が増えた）

を訴える手紙をオバマ大統領に提出したそうである（朝日新聞、2016.05.29）。

これらの事実は、死の灰に含まれる放射性物質からの放射線が、ガンその他の健康障害を引き起こすことを如実に物語っている。

3 キシュテイム核施設の事故 (1957)

この事故は核施設の世界最初の大惨事と考えられている。1957年9月29日に、ソ連ウラル地方の中心地チェリヤビンスクの北方100kmにあるマヤーク核兵器工場で、プルトニウム格納容器が爆発した（中国新聞社、1991；ウラル核惨事（ウイキペデイア））。2,000万キューリー（7.4×10^{17}Bq=74京Bq）の放射性物質が放出された。放射線汚染地区の住民は自宅を破壊され（爆発によってではなく政府の命令で）、避難させられた。周辺の野生動物は死滅したし、湖の魚は高線量に汚染されていた。被曝した市民の多くは隔離病棟に入れられて、外部との接触を断たれた。やがて数千人の死者が出たといわれているが、詳細は（メドベージェフ、1982）を参照されたい。

しかし、この核施設は、1949〜1950年ごろ、テチャ川に放射性廃棄物を大量に垂れ流していた。そのため、上記の爆発事故以前にも、テチャ川周辺の住民に多数のガン、白血病、その他の健康障害が発生していた（森住ブログ；「核の清算」という動画）。

4 スリーマイル島原発

1979年3月28日、米国ペンシルバニア州都ハリスバーグに近接するスリーマイル島（サスケハナ河の中洲）にある原発で、炉心にある燃料棒の半分ほどがメルトダウンするという事故があった。ペンシルバニア州保健省は18年間、事故現場周辺8km内の住人の健康記録に基づいて、「この事故後、スリーマイル原発周辺において、ガンなどの異常な発症率などの証拠はなにも発見できなかった。周辺16km以内の人々の被曝量は、精々0.08mSv程度であった」と発表している。

しかし、同じ統計値を違った角度で分析すると、小児ガン、先天性異常、乳ガンなどの発症率に関して、周辺10郡とペンシルバニア全体の間には有

意な差が見られた（スターングラス、1972）。統計値をどう分析するかで、結果は違う。

5 チェルノブイリ事故

1986年4月28日の、現ウクライナ（当時はソ連）のチェルノブイリ原発4号機の爆発事故は、史上最悪の事故となり、その死の灰は、ウクライナ、直ぐ北のベラルーシ、北東方向のロシアをはじめ、東・西ヨーロッパ、北ヨーロッパ（スウエーデン、ノルウエー）、ギリシャなどまでの広範囲に拡散された。あの時から、30年、いまだに放射能の影響に苦しむ人々は絶えない。現在ウクライナで、200万人ほどの人達が健康障害をもっているようである。

2009年にニューヨーク科学アカデミーの年報の一冊として出版された大部の報告書（Yablokovら、2009）によれば、2004年の時点で、原発からの放射線による病死者総数は、100万人近かったそうである。ドイツの核戦争防止国際医師会議のまとめた人体被害の概要（IPPNWドイツ、2011）は、ドイツを含む西ヨーロッパでの被害にも言及している。

事故処理のために集められた人達は、総計すると80万人になる。この人達は、もちろんかなりの被曝を余儀なくされた。そしてその多くは、様々な病気にその後悩まされたし、若くして亡くなる人も多かった。7年後の1993年には、事故前の罹患率と比較すると、消化器系統の病気で70倍、神経系、内分泌系、泌尿器系疾患で約40倍、各種腫瘍が30倍、循環器系25倍、悪性腫瘍が10倍と激増した。また、これらの人達の子供たちの遺伝子に、突然変異が多く見られた。遺伝子の変異数は、チェルノブイリ処理作業に従事する前に受胎した子供の場合よりも、従事した後に受胎した子供のほうが7倍も多かった（IPPNWドイツ、2011）。

汚染地域の住民にも、あらゆる疾患が増加したが、もっとも顕著なものの一つが、小児甲状腺ガンであった。最初数年は、公式記録上はわずかな増加で、4～5年経ってから急増するようになった。現在でも継続している。

甲状腺ガンばかりでなく、あらゆる健康障害が見られた。主な病名だけを上げておく。まず、セシウムの影響は特に心臓に現れるようである。かなり低い線量でも、子供の心電図には異常が現れた。心臓の筋肉細胞の破壊が観

察され、心筋梗塞などの心臓病が多く見られた。腎臓、肝臓の病気も多発した。タイプ1の糖尿病も増加し、免疫機能低下も多くの人に見られた。これはチェルノブイリエイズなどともいわれた。甲状腺ガン以外のガンを煩う人も多かった。精神、神経系の異常に悩まされた人も多かった。脳への放射線の影響である。これらすべてを、放射線への恐怖心のせいにすることはできるだろうか。

　このような現象は事故後30年になる現在も多くの人を悩ませている（例えば、東京新聞、2016.01.21〜23；DAYS JAPAN2016年3月号）。チェルノブイリ事故の健康障害については、かなりの資料が、発表されているので、ここではこれ以上述べない。Yablokovら2009およびIPPNWドイツ2011などを参照されたい。

6　通常運転下の原発

　アメリカには104基の原子炉が全国に分布している。この全ての周辺の乳ガン死亡率を克明に調べて、その分布を調べた人がいる（Gould, 1996）。それが、図1の下の図である。この上のほうの図はアメリカの原発のある所を示している。原発周辺に乳がん死亡率の高いところが重なって見える。この著者は、各原発周辺の郡ごとの乳がん死亡率も、図示しているが、原発周辺とくに風下にガンが多いことがわかる。これらの相関性は、正常運転下でも原発からは放射性物質が出ていて、それが周辺住民の健康に影響を与えていることを示唆している。

　2002年、ドイツ政府は、マインツ大学に、全国にある16の原発周辺の子供たちの健康状態の検討を依頼した。1993年から2003年の間のデータが詳しく検討された。KiKK（2008）として知られるものである。1592人の5歳以下の子供たちの白血病その他のガンの発症数と彼らの住所から推定した原発からの距離との関係、そして、その3倍の数の同年代のランダムに選んだ健康な子供たちの住む場所の原発との距離の関係が調べられた。原発との距離が5km以内に住む子供たちの白血病発症率は、5km以遠に住む子供たちのそれの2倍以上であったし、10km以内の発症率もそれ以遠に較べて有意に高かった。

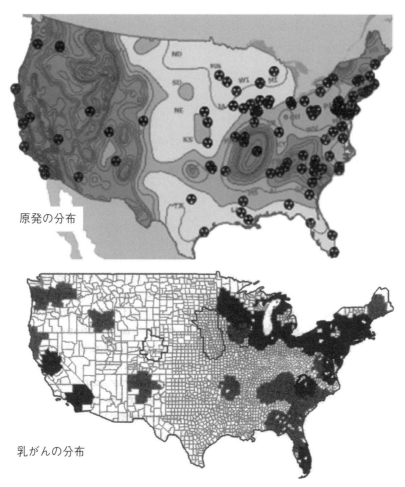

図1　上：アメリカの原発の分布
　　　下：乳がん死亡率の分布
　　　　　　　グールド著『低線量内部被曝の脅威』、(緑風出版、2011)

　イギリス、カナダ、日本、アメリカなどの原子炉136基近辺の9歳以下の子供たちの白血病発症率が、通常より14〜21％も高かったという報告もある（Baker、Hoel, 2007）。これらは、白血病、その他のガン発症が、原発からの放射性物質と関連していることを強く示唆している。しかし、原爆／原発

第1章　核からの放射線による健康障害　　23

事故に関連した場合の放射線量と較べると、平常運転下での周辺の線量は格段に小さい（数桁違うとされている）ので、放射能との関連が疑問視されている。しかし、原発周辺に、際立って他の場所と違うものといったら放射能しか、考えられない。

KiKK の結果の一つの説明として、イアン・フェアリー（2014）が提出した考えは、次の通りである。子供の白血病（その他のガンも）は、妊婦が被曝したことが原因である。胎芽、胎児の段階では、造血組織の放射線感受性は、新生児や小児よりも格段に大きい。原発からの放射線量は、年平均値が用いられているが、定期的に行われる燃料棒の交換時とか、ヴェント時の放射能スパイク（急上昇）は非常に大きく、それが妊婦被曝の主要原因であり、年平均値を用いることによって、被曝程度が希釈されている。おそらく、公式に発表される放射性物質放出量は、過小に評価される傾向があるのではないだろうか。実際、放出する側の発表を検証する方法はない。

最近、佐賀県の玄海原発の周辺の人達に白血病が多いことが報告された（森永徹、2016）。原発稼働前（1969〜1976）の、玄海原発周辺自治体の白血病死亡率は、原発からの距離にあまり依存していなかった。しかし、原発が稼働した後の 2001〜2012 年の各自治体の白血病死亡率は、原発からの距離が近いほど、有意に（相関係数の $p < 0.001$）高いことがわかった。これは玄海原発からの放射性物質、とくにトリチウムに関係していると考えられている。

7　その他の事象

以下に 2、3 特殊なケースを紹介する。ウランという天然放射性物質、およびプルトニウムという人工の放射性物質（どちらも α 線）による健康障害のケースである。

(1)　Village of Widows（寡婦の村）

カナダ、極北にある大きな湖 Great Bear Lake の北岸に原住民（Dene 族）の集落 DeLine がある。カナダ政府はここにポート・ラジウムという鉱山を

開いた。そこからのウランがシカゴ大学で行われた世界最初の核分裂連鎖反応に使われた（1939年）。一旦、閉鎖されたが、1941年にマンハッタン計画が始まってからは、それにウランを供給すべく1941年に再開。地元の原住民（男性）がその運搬などに雇用された。その多数がガンなどで亡くなった。しかし原住民は、ガンのことも知らず、その作業に危険が伴うことなどももちろん知らされていなかった。多くの男性が亡くなったため、この集落は、ほとんど女性とその子供たちだけとなり、「Village of Widows」（寡婦の村）と呼ばれている（ドキュメンタリーフィルム：P. Blow、1999；レポート：A. Nikiforuk, 1998）。

(2) 劣化ウラン（Depleted Uranium）

　この名称は、いかにも、この物質は放射性などない安全なもの（ウラン）という印象を与える。これはウランそのものであり、それはα線源である。劣化ウランからつくられた弾丸は、そのままの状態ならば、すなわち弾丸として使用される前は、あまり問題はない。完全に問題ゼロというわけではないが。というのは、この劣化ウランをヘリコプターの回転翼の重りにする作業をしていた労働者が、ガンを発症したことで問題になった。おそらく、現実には、もっと労働環境での問題は発生しているのではないかと思われるが、公にはなっていない。

　純粋なウランは金属であり、通常の金属光沢をもっている。劣化ウランは、天然ウランからU-235を取り除いた、U-238である。U-238は核分裂はしないが、α-放射性であり、非常に重く（比重が鉛ほどあり）、しかも鉛よりも固いので、弾頭に付けると、貫通力・破壊力が強い。金属の表面から出るα線は、あまり問題にはならない。

　問題は、弾が実際に使われ、対象物（例えば、タンクなど）にあたって爆発すると、金属ウランは、直ちに酸化されて酸化ウランの微粒子になることである。その酸化ウラン微粒子が、周りに飛び散る。これが、死の灰と同じような効果を発揮する。すなわち、微粉末として周囲にいる人に吸引される。また、環境に出たウランが地下水などに入り、周辺住民の口に入る可能性がある。この影響は様々な形で現れた。

まず、劣化ウラン弾が最初に使われた湾岸戦争、そして2003年からのイラク戦争に携わったアメリカ兵多数に、様々な健康障害が現れた。腫瘍が増え、免疫機構の異常、慢性の痛みや疲労など。イラク戦争で特にウラン弾が集中的に使われたファルージャでは、奇形児の誕生が多く見られるようになった。同時に新生児の死亡率も高まった。

　ユーゴスラビアでの戦争では、1990年代から2005年に掛けて、NATO軍は、1万発を超す劣化ウラン弾、ウランにして2.9トンを投下した。ボスニアのハジチ市にあった戦車修理工場は、1995年に1500発の劣化ウラン弾を浴びせられた。その工場の労働者3000人は、東部の村に避難したが、日本からの取材班が訪れた2005年までに、その3分の1の1000人ほどが、さまざまなガンで亡くなっていた（「埋もれた警鐘」ドキュメンタリーフィルム、2005）。

(3)　ロッキーフラット原爆製造工場

　アメリカ・コロラド州の州都デンバーの北西20キロほどにプルトニウムを使う原・水爆の主要部分の製造工場があった。1969年には、危険な火災が起こり、核分裂の臨界に達する危機寸前でなんとか消火された。しかし、この施設には様々な故障・障害が起こり、労働者への被曝が懸念され、1992年には操業停止となった。解体作業がはじまったが、汚染があまりにも深刻であったので、解体したものを残したまま、広大な敷地を立ち入り禁止とし、そのまま放置されている。この施設には6000人ほどの人が働いていたが、現在その半数ほどの人がガンその他の健康障害に苦しんでいる（NHKスペシャル）。

第2章　福島原発事故

　東日本大震災の地震と津波によって引き起こされた福島第1原子力発電所の事故は、過酷なもので、4基の原子炉のうちの3基の爆発（1、3、4号機）と1基（2号機）の破損による放射性物質の放出により、様々な問題を引き起こしつつある。現在進行形であり、まだ充分なデータもなく、充分な検証もできていないが、すでにかなりの健康障害が見られるようになった。健康障害はガンばかりでなく、多岐にわたっている。その現状を概観する。動植物への影響もかなり見られるようになっており、この面の研究は、人々の健康への影響の研究よりも、原子力産業側との相克が少ないせいか、進み始めた。そのいくつかを紹介するに止める。

1　小児甲状腺ガン

　小児甲状腺ガンは、原子力ムラの公認する唯一の放射線障害である。そこで、福島県は、事故直後から2013年までに県内全域の事故当時18歳以下の子供たち36万7000人の甲状腺検査を、先行調査（一巡目）として実施した。この考え方は、チェルノブイリでは、子供の甲状腺ガンは、4〜5年後から急増したとされているので、その前の、放射線の影響がないと考えられる事故後1〜3年の検査でそれをベース値とするつもりで行ったのである。甲状腺にのう胞や結節ができていることが観察されたが、事故1年後の2012年秋には、甲状腺ガンが見つかった。そして、その後続々とガンがみつかり、

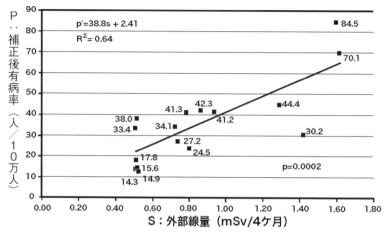

図2　福島の子供の甲状腺ガン有病率と外部線量との相関　　　（豊橋、2016）

2013年末までに116人のこども達にガンが見つかった（1人だけは、腫瘍は良性と判明したが）。大多数はすでに治療を終えている。

本格調査（2巡目）には事故後に生まれた小児も含めて2014〜2015年の2年間で県内すべての検査を行った。2015年末までに、新たに、51人にガンがみつかった。この中には、1巡目では、異常なしであった子供もかなり（47人）いる。すなわち、これらの子供たちは、確かに、事故後にガンを発症したことになる（データはhttp://www.sting-wl.com/fukushima-children8.htmlに詳しい）。さらに新しい2016年6月の発表ではさらに6人のガンないしガン疑いの子供が見つかった。そのうち1人は、事故当時5歳であった。この6人とも、第1次検査では、異常無しとされていた（県民健康調査、2016.06）。

両方の結果は、全検査数38万5000人のうちで、172人の悪性ガンが2015年末までに発症したということになる。100万人当り435人、1年当りにすると、90人という多数になる。子供は通常甲状腺ガンになりにくく、100万人あたり、年に1人から3人ぐらいとされている。ということは通常の30〜50倍ほどの多発である。

これは、市民ばかりでなく、検査する側、福島県側をも驚かせた。しかし、行政側は、事故からの放射線との因果関係は否定しつづけている。この問題は第3部で議論する。ここでは、上でも述べたように、事故後にガンを

発症したという事実もあることと、発症率と放射線量との相関性はかなり高いという統計的検証を図示するに止める（図２：豊橋、2016）。これらの結果は、福島の子供たちの甲状腺ガンが、自然発生ではなく、放射線の影響であることを強く示唆している（津田ら、2015）。

なお、最初のガンが見つかったのは 2012 年秋（爆発事故 1 年半後）なので、これは実際は 4 年間での発見数ということになり、また検査を必要としている子供すべてが検査を受けているわけではなく、県の指定外での検査結果は考慮されていないので、実際は、この数値よりはかなり大きい可能性がある。

2　福島県内の他の病気

事故後 5 年になろうとする 2016 年 2 月 6 日の毎日新聞および福島民友新聞に、福島県相馬市、南相馬市において、原発事故後に市民の間に糖尿病が 6 割増加、その他の病気についても増加傾向があるという記事が出た。これは、両市の病院の医師達による報告である。チェルノブイリ事故後に多く発生した病気の一つが 1 型糖尿病であった。

福島県立医大の 2010 ～ 2012 年の患者数の記録を検討したところ、様々な病気で患者数が急増していることが見て取れた。そのデータのいくつかは：大人の甲状腺ガン（2012/2010 の患者数の比 = 1.8）1.8 倍（= 8 割増加）、肺ガン 1.6 倍、胃がん 1.9 倍、前立腺ガン 3 倍、白内障 2.3 倍、心疾患等 1.6 倍、ネフローゼ症候群 1.8 倍、脳内血腫 3 倍など（NAVER、2015）。しかしこれらのデータは、資料数がすくなく、統計的に有意な増加であるかどうか、まだ検証されてはいない。

3　他県の人々への健康障害

放射性物質は、福島県境で止まるなどということはあり得ない。既に知られているように、関東地方へもかなり飛んで来たし、さらに西へも拡散した。したがって、福島県以外の人々にも健康障害が現れている可能性がある。全国の病院の記録を収集して、まとめた人がいる（Kiikochan ブログ）。その結果のいくつかをみてみよう。

こうしたデータを正確に把握するのは難しい。以下の表で示される数値そのものは、有病と診断された患者数であるが、日本全国のすべての病院についてではない。患者数の少ない病院は除外されている。ただし、各年とも同一の病院を扱っているので、年ごとの変化の傾向は把握できるものと思われる。

甲状腺は、子供にかぎらず放射線の影響を受け易い。実際、全国で甲状腺ガンが増えているのは、表1で見てとれる。日本全体で、2010年に比較して2013年には、1.48倍（48％）に増加している。福島とその南に隣接する栃木、茨城、群馬などでは2倍になった。

チェルノブイリでも明らかになったが、セシウムはとくに心臓に影響する。表2は心筋梗塞の患者数の事故後の変化である。やはり2013年には2010年の1.5倍ほどになっている。急性の白血病も増えている（表3）。

ここに示した3種の病気は、健康障害が現れているほんの数例に過ぎない。さらに多くの病気で、患者が増加しているのである。また、新生児に心奇形が見られるケースも増えている。

表1　2011年3月11日の事故以降全国各地で増加する甲状腺ガン

県	2010年	2011年	2012年	2013年	2013/2010比
福島	119	187	199	271	228%
栃木	116	218	211	235	203%
群馬	108	124	185	350	217%
茨城	61	115	136	138	226%
山形	95	128	146	139	146%
宮城	248	343	378	399	161%
埼玉	203	226	306	301	148%
千葉	260	340	410	352	135%
東京	1833	2819	2874	2884	157%
神奈川	469	664	656	749	160%
愛知	525	632	819	949	120%
大阪	650	938	1048	1039	160%
福岡	583	736	629	587	101%
北海道	855	1083	1151	1227	144%
沖縄	82	104	117	103	126%
日本全国	10816	14909	15635	16023	148%

表2　心筋梗塞の増加

県	2010年	2011年	2012年	2013年	2013/2010比
福島	507	622	668	675	133%
栃木	722	878	1014	977	135%
群馬	538	710	797	821	153%
茨城	700	948	1077	1212	173%
宮城	598	718	831	901	151%
埼玉	1873	2465	2733	2752	147%
千葉	1447	2008	2558	2604	135%
東京	3680	4849	5581	5605	180%
神奈川	2361	2871	3421	3657	155%
愛知	2212	2877	3158	3287	149%
大阪	2335	3224	3648	3652	156%
福岡	1533	1996	2326	2285	149%
沖縄	437	572	537	669	153%
日本全国	35411	46109	51947	53400	151%

表3　急性白血病の増加

県	2010年	2011年	2012年	2013年	2013/2010比
福島	108	97	79	230	213%
栃木	363	418	340	322	89%
群馬	113	178	267	350	310%
茨城	251	309	351	324	129%
山形	121	117	172	135	112%
宮城	191	236	199	241	126%
埼玉	266	336	590	757	285%
千葉	449	430	529	576	128%
東京	1770	2135	2366	2342	132%
神奈川	686	1024	964	1062	155%
愛知	895	1138	1208	1178	132%
大阪	869	1210	1393	1623	187%
福岡	686	755	722	767	112%
北海道	449	628	728	830	185%
沖縄	101	111	111	110	109%
日本全国	12820	15498	17015	18167	142%

4 人間以外の生物への影響

動植物への影響はすでにかなり観察されている。ウェブサイトなどには、奇形の動物や植物の写真が多く掲載されている。しかも、人間と違って、研究対象としては扱いやすいので、系統的な研究もなされている（今中、福井、2015）。そうした報告のいくつかを紹介する。

(1) 蝶への影響

最も早くから専門誌にも発表されたヤマトシジミという日本に普通にいる小さな蝶への影響の研究がある。琉球大学の大瀧研究室の成果である（檜山ら、2012）。福島事故後の2011年春、秋、そして2012、2013年の春と秋に福島市、本宮市、広野町、いわき市、白石市、仙台市、高萩市、水戸市、つくば市などで採集し、顕微鏡で、形態を細かに検討した。その上で、次の数世代も飼育し、観察した。同時に採集地点での地面の線量率も測定した。観察以外に、実験室にて、外部被曝と内部被曝の影響も実験的に検討した（野原ら、2014）。最初に採集したもの（P世代）は、事故前に生まれたもので、遺伝の影響はなく、自身で受けた被曝の影響であり、体の様々な部位に異常が見られた。これは2012年秋にピークに達し、その後減少した。ピーク時の異常率と採集地の地面線量率には高い相関性があった。

次の世代（F1世代）のほうが、異常率はP世代よりも高かった。遺伝子への影響を意味する。死亡も含めた総合異常率は2012年春から秋にかけて最高（70％強）に達し、13年秋ごろには正常値に近づいた（これは非汚染地域からのサンプルと比較して）。しかし、これで終息したわけではなく、この時期でも異常率と地表面の線量率との間には有意な相関性が見られた。

(2) 鳥への影響

鳥類は、放射線の影響を受け易いと考えられている。チェルノブイリで長く鳥類の研究を続けて来たメラー（A. P. Moeller）教授（パリ第11大学）と南

カロライナ大学のムソー（T. A. Moussseau）教授とその共同研究者達は、福島に来て、鳥類への影響を調査した。様々な鳥が少なくなっていることに気がついた。個体数で66％、多様性で50％減少していた（Møllerら、2012）。その上、鳥達に様々な異常・奇形が起きていた。

そしてツバメに的を絞って調べた。高線量地帯では、ツバメの巣は大部分が空で、帰還していない。また、30％ほどのツバメに、アルビノ症という羽の一部の毛が白くなる異常が見られた。これはチェルノブイリの高汚染区域で見られた現象である。遺伝子損傷も調べたが、これは巣の線量とはあまり関係がなかった。しかし、高線量汚染とツバメの数や子供の数の減少とは関連性が高かった（Bonisoli-Alquatiら、2015）。ということは、ツバメの死は遺伝子変異とはあまり関係なく、放射線の影響による内臓破壊などと考えられる。

(3) 海浜の生き物

国立環境研究所の所員が、2012年4月から13年6月にわたって、房総半島の先端から青森県までの海浜43カ所で、波打ち際の巻貝やフジツボなどの無脊椎動物を収集して、その分布を検討した（堀口ら、2016）。12年4～8月には、福島原発に近づくにしたがって、特に事故を起こした原発から半径20km圏内では、無脊椎動物の種が減り、双葉～広野町では、巻貝の1種イボニシが全然いないことがわかった。13年5～6月には、石巻や茨城県沿岸では、15～25種が確認されたのに、大熊では8種、富岡では11種にとどまった。津波の影響も考慮されたが、津波の被害を同様にうけた他地点との差は、放射性物質汚染の影響と考えられる。とくに海流の関係で、原発の南側に影響が強く出ているようである．

(4) 植物への影響

植物への影響もかなり見られている。奇形の野菜や果物の写真がウェッブサイトなどに報告されているが、系統的な研究にはなっていない。

放射線医学総合研究所が、福島原発周辺のモミの樹の異常を検査した（渡

辺ら、2015)。結果、空間線量率が高い地域では、低い線量地域に較べて、主幹が欠損した二股様の形態を示す樹の頻度が増加していることがわかった。これは主幹の先端に放射性物質が付着して、その部分が死滅し、脇方向に伸びざるを得ない結果で、様々な樹木でも見られている。

第3章　明らかな内部被曝による被害の例

　原発の事故に基づく放射線の人間の健康に及ぼす影響が、外部被曝によるものか、内部被曝によるものかを、判定するのは非常に困難である。それは、放射線物質が体内に入ったか、どこにどの程度の放射線を照射しているかを判断するためのデータがないためである。その方法の一つと考えられているホールボディーカウンターの問題は後述する。

　ここでは、状況から判断して、放射性物質が体内に入ったことが歴然としており、それが原因の健康障害が現れたという例を紹介する。下の2つの例は、ともに天然に存在する放射性物質による問題であり、これらの天然放射線に生物は防御機構をもっていないことは明らかである。

1　トロトラスト

　先ず、トロトラストという薬品である。医療X線像を鮮明にするために、様々な造影剤が用いられているが、この薬は一時ヨーロッパを初め日本でも広く用いられたものである。1929年にドイツのハイデン社が、2酸化トリウム（ThO_2）のコロイド状水溶液をこの名で市販した。気管支、肝臓、脾臓、血管、特に脳血管などの造影に有効で、ドイツを初め、スウェーデン、デンマーク、日本などで広く使われた。このコロイドは血管内を循環し、肝臓、脾臓、骨髄などにとりこまれ、なかなか排泄されない。そのため、トリウムからの$α$線で、肝臓ガンや白血病を引き起こした。ドイツでの追跡調査ではト

ロトラストを摂取した人の肝臓ガン死は、通常の 200 倍ほど、白血病死は 10 倍ほどであった（ATOMICA、トロトラスト）。トリウム Th-232 は、天然に存在する α 線放出の放射性元素であり、半減期は、140 億年ととてつもなく長い。

2　ラジウム・シティー

　これも、1920 年代、まだ内部被曝という意識も通念すらなかった時代の出来事である。ただし、これを起こした会社側の幹部は、ラジウムの危険性を認識していたきらいはある。1920 年代、米国イリノイ州オタワという町に、夜光塗料つきの時計を作る会社ができた。経済不況の時期でもあり、高給でもあったので、町の若い女性達（女子高生も）は嬉々として夜光塗料を時計の文字盤に塗るという仕事に従事した。これは筆にラジウムを含む塗料をつけて描くわけだが、筆先をそろえるために、唇・舌を使うことを奨励された。もちろん危険性などは知らされていなかった。結果は、多くの作業員が、あごの骨の壊死や様々な腫瘍に苦しめられ、若くして亡くなった（「Radium city」ドキュメンタリー）。

3　プルトニウム内部被曝実験

　原爆開発組織マンハッタン計画には、原爆製造の研究の他に、その人間の健康への影響についての医学的研究部門がなかったわけではない。この部分には、やがて原爆完成後も、特に、放射線、とくに α 線の影響（内部被曝）を究明する必要を感じていた医師がいた。そのなかでもプルトニウムがもっとも注目された。それは、α 線を出す主要な核種のうちで、半減期が比較的短く（といってもプルトニウム -239 は 2 万 4 000 年、これに対するウラン -238 の半減期は 45 億年：半減期が短い方が、単位時間あたり出す放射線の数が多い）、毒性が強いとみなされている。

　最も直接的な研究法は、人間にプルトニウムを注射し、その結果を観察し、死亡後は解剖に付した。選ばれた人達は、囚人であったり、死期に近い重病患者であったりした。かなりの数の実験が行われたが、結果は公表されてい

ない。「人体内の放射能の除去技術」という放射線医学総合研究所所員が著した本（青木、渡利、1996）には、こうした実験からのデータのいくらかは、引用されている。といってもこの本で用いられているデータは、プルトニウムの体内からの排泄のデータのみで、健康障害には触れられていない。プルトニウムを注入してガンを発症させる動物実験も、日本の放医研で行われ、詳細が報告されている（小木曽、山田（2006））。

第2部 放射線はどうして健康に悪いのか

この基本的な問題を理解するには、やはり、放射線とはなにか、そして健康にどんな仕方で関わるのかを見てみる必要がある。第4章は、それを説明する。そして、この考え方の、人間の健康への関わりは第6章で、その具体例は、そのあとの章で検討する。

第4章　放射線のエネルギー対化学反応のエネルギー
―― 放射能の物質破壊の基礎 ――

1　基本的なことの復習―原子、同位体、分子など

　まず基本的なことを復習しておきましょう。物質は原子が結合・組織化されたもので出来ている。通常我々が目にする物質、水、タンパク質、砂糖、食塩などなどは化合物と云われるもので、その最小単位は、分子である（食塩は厳密に云えば、分子ではないが、その違いは今は無視する）。例えば、皆さんご存知のように水分子は、H_2O と表現されるように、水素原子（H）2個と酸素原子（O）1個から出来ていて、H-O-H とも書ける。原子の間の線は、化学結合と呼ばれるもので、この場合、酸素原子に2個の水素原子が化学結合で結びついている。このあたりの記述は、図3を参照しながらお読みください。

　さて、分子を構成する原子をみてみよう。原子は、中心に原子核という小さな球があり、その周りに電子という小さな粒子（マイナスの電荷を持つ）がぐるぐるまわるようにまとわりついている。原子核はさらに中性子という電荷を持たない素粒子と陽子というプラスの電荷をもつ素粒子がぎっしりと狭いところに凝縮しているようなものである。なお、中性子と陽子はほとんど同じ重量である。ついでに申しあげておくと、原子核中の陽子と中性子の総数は、質量数と呼ばれ、例えば、セシウム（Cs）-137 のように、元素の名前の後の数値がそれである。

　陽子と陽子は同じ電荷を持つので反発しあうし、中性子も近接すると反発しあう。それを強烈な力で抑えて、原子核を構成している。この非常に強い力は、文字通り「強い力」と云われ、核力とも云われる。

原子核の周りに電子がまとわりついているのは、原子核のプラスの電荷が、電子のマイナスの電荷を引きつけるというおなじみの力（電磁気力といわれる）である。原子核内の変化（核反応）は上記の核力に支配されているのに対して、分子の変化（化学反応）は、電子レベルの変化で電磁気力に支配されている。これが核反応と化学反応の根本的な相違である。この違いは図3に示されている。

　もう一つ、知っておかねばならない基本的なことは、こうした原子とか分子というものが、べらぼうに小さなもので、その一つ一つは通常では見えない。我々が目にする水は、透明な液体で、例えば、10mLとか、10グラムといった量で見ている。これは、べらぼうに沢山のべらぼうに小さな水分子の集まりなのである。10mLの水は、およそ 3×10^{23} 個の水分子から成っている。この数値は3のあとにゼロが23個つくのである。億とか兆などの単位では表せない非常に大きな数である。こんなに多くの水分子が10gということは、1個の水分子は非常に小さなモノである。

　生物、特に人体を見てみよう。この人体は、外から見ると頭、肩、腕、手、胸、足というような部分からなっている。皮膚の下を覗くと、心臓、肝臓、胃、などなどの臓器、そして骨などの組織から出来ている。ここまではだれでも認識していることである。放射線の生体への影響を議論する場合は、さらに小さい単位、細胞そしてその内部にある器官やそれを構成する分子を考慮しなければならない。さて人体1kgには、約 10^{12} 個の細胞がある（これは1京個）。細胞1個には数千から数万種の分子（化合物）が入っている。

　さらにもう一つ物理現象の基礎を認識する必要がある。あるモノがここにあるとする。それは原子・分子・化合物で出来ているが、その総体は、いくらかのエネルギーを持っている。そして、エネルギーが高い状態から低い状態へ移行するのが、現象の基本である。水力発電では、高いところにある水が高いエネルギーを持ち、それが自然に落下して低い位置（エネルギー）に落ちるのを利用している。このエネルギーの差で発電機を動かし電力というエネルギーに変換している。原子核にも様々なエネルギーの値があり、そのエネルギーが高いと、不安定になり、自然に安定な状態になろうとする。この現象が、核の崩壊と呼ばれるもので、この過程で、余分なエネルギーを放射線として出すのである。

　ここで、放射性同位体という言葉の意味を説明しておこう。分子は原子が結合してできており、それが様々に変化するのが化学反応である。この場合、原子核は変化せず、その周りを廻る電子のレベルで変化が起るのである。地球上のあらゆる現

象（生き物も）は、化合物とその化学反応に基づいている。これからわかるように、化学反応では、原子核のプラスの電荷のみ、すなわち陽子の数のみが意味があり、中性子の数は関係ない。

　そこで、原子を陽子の数で規定すると、中性子の数とは無関係に、一定の化学的反応をする原子群がある。この原子群を元素と云い、陽子の数で規定されている（陽子の数を原子番号と云う）。普通水素（原子番号1）とか炭素（原子番号6）、酸素（原子番号8）などといわれているものが元素名である。

　同じ陽子数を持っていながら、中性子数の違う原子がある。例えば、炭素（C）だが、陽子数は6。地球上にある炭素の大部分は、中性子数6、すなわち質量数12の原子である。この他に質量数13、14の炭素原子が知られている。このように質量数は違うが同じ元素に属するものを同位体という。炭素には、質量数12、13、14の同位体がある。この3つのうち、12と13のものは安定で、いつまでも変化しない。ところが、質量数14の同位体は、不安定なので、そのままではいられない。もっと安定なものに自然に変化していく。その変化の過程で、放射線（この場合ベータ線）を出すのである。こうした同位体を放射性同位体（ラジオアイソトープ）という。水素には、質量数1（安定、もっとも多くある普通の水素＝軽水素ともいう；元素記号H）、2（安定、重水素D）と、不安定で放射性の質量数3のトリチウム（T）がある。他の元素の場合は、同位体はすべて同じ記号で表す（セシウムCs-133, 134, 135, 137のように）。水素のみが例外。

　放射線の生物への影響を考えるこれからの数章の議論では、こうした物質の見方、物理の基本法則などに基づかねばならないので、以上の点を頭に入れてこれからの議論をご覧いただきたい。

2　核反応と化学反応の違い

　原子核は様々な反応（変化）をする。代表的なものは、原爆・原発の基礎である核分裂、太陽でのエネルギーを作り出す核融合などである。不安定な核が自然に崩壊していくのも核反応の一種である（図3）。崩壊によって放出される放射線のエネルギーは、核力が介入する現象なので、非常に大きい。大雑把にいって、生物が基盤にしている化学反応に伴うエネルギーの100万倍にもなる。一方、化学反応は、図から推察されるように原子核には変化はな

く、それの周辺にある電子が位置を変えることによって起こる現象で、これは、プラス・マイナスの電荷（原子核のプラスと電子のマイナス）の相互作用、すなわち電磁気力に依存している。この力は、上述のように、核力と比較すると断然小さい。

そこで、いわゆる放射線のエネルギーを見て見よう。γ線、β線、α線などのエネルギーだが、一番弱い方で、H-3（トリチウム）のβ線が、18.6KeV（キロ電子ボルト）、大きいほうでPu-239のα線が5.245MeV（メガ電子ボルト）。多くのγ、β、α線は、500KeVぐらいから、2Mev（2000KeV）程である。X線は、低い方のγ線のエネルギーの100分の1から10分の1程度である。これからの議論では、核種を特定しない場合は、放射線のエネルギーを代表的な1MeVと仮定する。(Kはキロ、Mはメガで100万)

このエネルギーは大きいと言ったが、通常のエネルギー単位カロリーとかジュール（J）に較べると微々たるものである。1eV=1.6028x10^{-19}J。1MeVは1.6028x10^{-13}Jである（Jはカロリーの4.2分の1）。ところが、これを化学反応に伴うエネルギーと較べるとべらぼうに大きいのである。

化学反応（分子の変化）に伴うエネルギーは1分子あたりにすると、1eVから100eV程度である。例えば、メタン1分子のC-H結合を切るエネルギーは4.27eV、光合成でブドウ糖1分子を作るエネルギーは、26eVである。先の放射線の典型的エネルギー値1MeVは、これらの4万から25万倍程度である。化学反応一般と比較すると、およそ1万から100万倍ぐらい大きい。

3　電離作用とは

多細胞生物の生体は臓器/細胞から成り、細胞は脂質（細胞膜を形成）、タンパク質、DNAなど多種の分子（化合物）から出来ている。放射線の生体への影響は、放射線がこうした生体内の分子とどう関わるかに基づく。α、β、γ粒子はそれぞれ、分子と個別の接し方があるが、普遍的なのは、いわゆる「イオン化、電離作用」である。こうした粒子が、原子核のまわりをまわる電子をはじき出すのである（図4参照）。これに要するエネルギーは、様々だが、10eVぐらいから50eVほど（もちろんもっと高いものもあるが、まあ、100eVぐらいまで）あれば十分である。

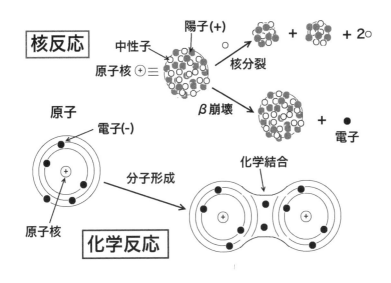

図3 （原子）核反応と化学反応

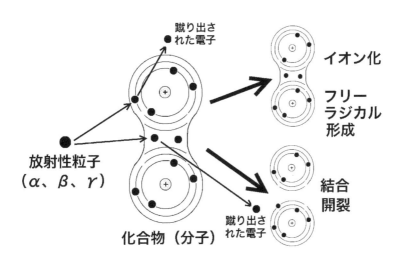

図4 放射性粒子が化合物（分子など）から電子を蹴り出す

第4章 放射線のエネルギー対化学反応のエネルギー

およその反応条件を検討するため、電子を弾き出すエネルギーを30eVとする。1放射性粒子が1MeVのエネルギーをもっているとすると、この粒子は、最初の分子との衝突で、50eVほどのエネルギーを失う。電子を弾くのに30eVのエネルギーを費やし、はじき出された電子が20eVほどのエネルギーをもって行くと仮定――これはおそらく様々なケースがあり、一様ではないが、計算の単純化のためにそう仮定する。しかし、この放射性粒子はまだ充分なエネルギーを持っているので、また次の分子にあたって、電子を蹴り出す。こうしてあたるを幸い、次々に分子から電子を蹴り出して行く。1MeVとしているから、計算上は2万個の分子から電子をけりだす。この数は、場合場合により、かなり違うであろう。たぶん、100ぐらいから数千～1万程度であろう。

ところで、通常「イオン化：電離」作用と表現されるが、図4でご覧になるように、電子が蹴り出されると、イオン化、または結合の切断（結合開裂）がおこる。いずれにしても、この作用で、分子は変形・破壊されるのである。電子が蹴り出されると、(−)電荷がなくなるので、イオン化だが、出来たものはもとより1電子少なくなるので、孤立した電子ができる。これをフリーラジカルという。これは、早速もう一つ電子を取って元の通りになろうとする傾向が非常に強い。そのためフリーラジカルは他の分子から（電子をとる代わりに）水素原子を引き抜くことをやる。水素を引き抜かれた分子はそれ自身がフリーラジカルになるし、機能を害される。

このことを念のため、化学式を使って説明しておく。生体の中にもっと多くある分子は水である。だから、放射線の影響を受ける確率のもっとも高いのは水分子である。水は、分子記号で、H_2O (H-O-H)と書かれる。水素Hと酸素Oをつないでいる結合は、図3で例示されているように電子2個（酸素と水素から1個ずつ）でできている。この結合に放射線粒子があたると、図4で示されるように、結合が切れる。水分子の場合は、

H-O-H+hγ（放射線）→ H^++・OH+e（電子）

と表現できる。ここに生じた・OHが、ヒドロキシルラジカルと云われるもので非常に他の分子と反応し易く、その分子をラジカルにしてしまったり、その結果分子の構造が変化してしまったりする可能性がある（OHの左に「・」〔ドット〕がついているが、これは対のない単独の電子〔不対電子〕を意味し、

これがあるものをフリーラジカルという）。このヒドロキシルラジカルが、いわゆる活性酸素の代表格で、放射線でのみ出来る。通常の生理化学反応ではできない。なお、他の活性酸素がどう出来るかを、下に化学式でしめす。以下に出て来る過酸化水素、ヒドロパーオキシド、スーパーオキシドなどは、酸素の入った化合物（酸素誘導体）だが、酸素（O_2）そのものよりも反応性が高いので、活性酸素（ROS）と総称されている。これにはなお、1重項酸素（$^1O_2$）も含まれる。空気中の酸素は、3重項酸素（$^3O_2$）で、1重項酸素より反応性が低い。

HO·+·OH → HOOH（過酸化水素）
R-H+·OH → R·+（RHはDNA、脂質、タンパク質など） + H_2O（水）
R·+O_2（酸素分子） → ROO·
ROO·+H-R → ROOH（ヒドロパーオキシド） +·R
O_2+e（電子、β線） → ·O_2^-（スーパーオキシドラジカル）
HOOH+hγ（放射線） → HOO·（スーパーオキシドラジカル）+e+H^+

　ここまでに述べた放射線の作用（イオン化、化学結合開裂、フリーラジカルの生成）は、すでに放射線科学で、公に確認されているものである。
　さて、問題は、このような放射線の強烈な破壊力に対抗して、その作用から生体を防護する機構はあるか、ありうるか。ありうるとしたらどのようなものがありうるか。地球上のあるあらゆる化合物（人体も含めて）が、放射線に対して用意できるエネルギーは、たかだか、放射線の持つエネルギー（破壊力）の数千分から数万分の1ぐらいであり、破壊力に抗しきれるものはない。核力と化学力（電磁力）の格差が大きすぎて、直接的な防護は不可能なのである。生体に出来ることは、損傷した化合物を修復したり、破壊されたものを破棄して新たに作り直したり、機能をうしなった細胞そのものを破棄（アポトーシス）したり、出来たフリーラジカルの活性を阻止したりすることのみである。さらに、放射線に基づいたとはいえ、生理的レベルでの障害（病気）に対する生理的修復作用（免疫など）は、活用されうる。ただし、放射線の影響は、通常の生理的攪拌のなし得ないような作用もありうるので、そのような変化には、通常の免疫その他の機構は対応できない可能性がある。ま

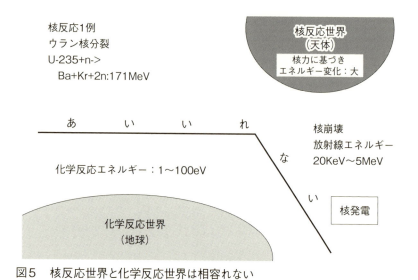

図5　核反応世界と化学反応世界は相容れない

た、免疫機構そのものに作用して、その機能を阻害し、免疫力を弱めることもある。チェルノブイリでよくみられたチェルノブイリ型エイズは、このような作用に基づく。

　損傷を受けた分子の修復は、生命の根本機能をもつDNAのみについては、かなりの数の機構があるが、他の化合物については、知られていない。DNAの修復機構は、放射線障害に対して作られたものではなく、生物が通常遭遇する化学的毒物、有害微生物その他によるDNA損傷に対して作られたものである。放射線が、既存の修復機構で修復できるような損傷を与えるならば、既存の機構で修復できる。しかし、放射線は、様々な損傷を与え、既存の機構では修復できないような場合もあるようである。タンパク質には、その第3次構造の間違いに関してはある程度の除去機構はあるが、放射線による切断などの修復機構はない。これら様々な機構やフリーラジカルを不活性化する化合物などについては、落合著『放射能と人体』（落合、2014）を参照されたい。

　以上述べたことが、「放射能（放射線）は生命とあいいれない」という根本命題の理由である。化学反応系と核反応系の根本的な差異は図5に象徴的に示した。この図では、核反応の1例としてウランの核分裂に伴うエネルギー171MeV、核崩壊に伴う放射線のエネルギーが1MeV程度で、通常の化学反

応エネルギー1〜100eVと比較すると100万倍位の差があることを示している。核発電（核兵器もだが）は、こうした生命とはあいいれないものを地球上にわざわざ作り出すことを意味する。

　放射線の作用は、生物のなかの分子や化合物を破壊するばかりでなく、通常の化合物をも破壊する。たとえば、これはキューリー夫人が放射能を発見するキッカケになったのだが、ガラス瓶にラジウムを入れておいたら、しばらくしてガラスが曇り、やがて割れ目ができた。ラジウムからの放射線（α）が、ガラスを構成する化合物を破壊したのである。これが、放射線の困った性質の基本である。このため、原子炉は、丈夫な、しかも肉厚の鋼で出来ているにも拘らず、年が経つと亀裂やヒビが入り劣化（ガラス化）する。このため、日本では、原発は最長40年で廃炉することになっている。ところが、現在それを更に20年延長しようという動きがある。これが実現すると、原発事故の確率は格段に増大するであろう。

　そしてこのこと——すなわち放射線は通常の物質をも破壊する——が高放射性廃棄物を、安全に保管することの難しさの原因でもある。入れ物が破壊されるからなのである。そして、チェルノブイリ原発に被せた石棺に綻びが生じて、30年後の現在、さらにその外側を覆うような大きな石棺を造りつつある原因でもあるのだ。

第5章　半減期（物理的）とBq値、Bq/Gy/Sv関係

　不安定な原子核は、自然に変化（崩壊）してより安定なものになろうとする。この過程で不安定の原因であった余分なエネルギーを放射線としてだすのだが、どの位の速度で崩壊していくのだろうか。この速度は、各原子核によって決まっている（ということは、他の操作〔化学的〕で変化させることができない）。崩壊速度を規定するのが、崩壊する確率で、通常何秒間に1回という風に定義される。言い換えれば、1秒間に何回としてもよい。この確率をkで表し、不安定な原子核が現在N個あるとすると、今現在の崩壊数は、1秒間あたりkNとなる（kは核放射性核種に固有のものである）。1秒間あたりの原子核数の変化（減少）数は、$-dN/dt$と書けるから、$-dN/dt=kN$となる。これはいわゆる微分方程式で、Nと時間tとの関連の式にする（積分する）と$N=N_0 \exp(-kt)$という形になる。この式が意味するところは、Nはその最初の値N_0から時間を経るにしたがって減っていく。その減り方はエックスポエンシャル式という形である。これは、最初から半分になる時間がいつも一定であるような減り方である。最初から半分になる時間を半減期Tと定義する。そして、つぎに半分になる時間（半分から4分の1になる）も同じTであり、4分の1からその半分8分の1になる時間もTである。Tの10倍の時間で、Nはおよそ最初の1000分の1ほどになる。

　さて、1秒間に何回の崩壊が起っているか、その数値をベクレルBqという。1回の崩壊で、多くの場合は1個のαなり、βなり、γなりの放射性粒子が放出される（γ線は、粒子ではないが、生体への影響を問題にする時は粒子

〔光子という〕として振る舞う)。しかし、場合によっては、1回の例えば80％はβ粒子を出し、続いてγ線を出し、残りの20％は違ったエネルギーを持ったβ粒子を出すなどといったこともある。ここでは、このことを無視するわけではないが、単純化して、1回の崩壊で1個の放射性粒子を出すと仮定する。

　上の2文節を纏めてみると、ベクレル値は数式的には-dN/dtであり、したがってBq = kNと書けることがわかる。すなわち、Bq値は放射性原子核数Nを代表することができる。だから、例えば、福島事故から放出された放射性物質の量は、通常の物質量を表すgとかkgではなく、Bq値で代表されている。

　k値と半減期は、以上の記述から関連していることがわかる。最初からT秒の後に、Nは最初の値N_0の半分$N_0/2$になるという関係からkT=ln2となる(lnは自然対数といわれるものである)。Bqに関連づけると、Bq=(ln2/T)N=(0.693/T) N、またはN=1.443BqTとなる。前式が意味することは、同じ数の放射性原子核の2つのサンプルがある場合、半減期Tの小さいほうが、大きいBq値を与えるということである。例えば、放射性ヨウ素Iには、131、129、その他がある。I-131の半減期は8日なのにたいして、I-129はやく1600万年である。原子炉事故で、I-129はおよそI-131の10分の1ほど出てくるが、両方とも10-12gずつぐらい甲状腺に入ったとしよう。I-131は4500Bqと沢山の放射線を出すのに対して、I-129の場合は、その約10億分の1の0.0000045Bqである。したがって、2種類の放射性ヨウ素が同時に甲状腺には入るのだが、影響のあるのはI-131が主で、I-129はほとんど問題にならない。ただし、I-131は80日(半減期の10倍)でほぼ消滅する。といっても、最初の1000分の1程度で、まだその時点では4.5Bqの放射能をもっている。I-129はずっとゆっくりではあるが、長期にわたって放射線を出しつづける。主な放射性同位体の半減期を含むデータは付表1にまとめてある。このことが、プルトニウム(Pu-239)が非常に猛毒と云われる理由である。この半減期は、2万4千年で、ウラン(U-238)の半減期45億年と較べると比較的短いのである。したがって、同じ量のウランと比較すると、プルトニウムは、約20万倍の放射能を持つのである。

　Bq値は、厳密には、放射性物質が1秒間に崩壊する数であるが、多くの

場合放射性物質が毎秒発する放射線（粒子）の数として扱える。放射性物質の放射能を表現している。それがどんな影響を物質に与えるか。それは、放射線が物質に与えるエネルギー値で表現するようになっている――これが適当かどうかは別問題で後述する。

　物体1kgが放射線から1ジュールJのエネルギー（普通使われるエネルギー単位1カロリーは4.18J）を吸収した場合の、放射線の影響は、物体の放射線の吸収線量として、1グレイ（Gy）と定義されている。1Gy = 1J/kgである。生体への影響は、同じエネルギー値でも、放射線の種類によって違うことがわかったので、生体の被曝量は、等価被曝線量シーベルト（Sv）で定義される。Sv = Wr × Gy で、Wr値が放射線の質（放射線加重係数）に依存する。ある種の実験値から、aでは、Wr - 20、βとγではWr - 1と決められている。すなわち、同じエネルギー値でも、a線は、βやγの20倍もの影響があるということである。これは、a粒子が高速のヘリウム（He）原子核で、質量数4で＋2の電荷を持つ粒子なので、当たる分子への力が他の粒子と較べて格段に大きいからである。

　さて、この点を一応度外視して、（吸収）線量Gyの意味をもう少し詳しくみてみよう。ここに、ある核種、例えばストロンチウム（Sr）-90の放射性物質があるとしよう。この原子核がN個あり、それから出る放射性粒子は1粒子あたりエネルギーE（ストロンチウムE=546KeV）をもっている。（Sr-90はβ線のみを出すのに対して、セシウム（Cs）-137は複雑な例で崩壊あたりβ粒子とγ粒子を出すのだが、それぞれ2つの違ったエネルギー値のものがある。しかし、計算を単純化するために、ここではこういうことは無視して、単純に1崩壊あたり1個の放射性粒子を出すと仮定する）。このエネルギーがすべて対象物（1kg）に吸収されたとしよう。すると、吸収されたエネルギーは1秒間あたりにつき、（放出された放射性粒子／秒）×（1個の持つエネルギー）= Bq × E となる。これは秒あたりのGy値である。すなわち、Gy/s=BqEであるから、積算Gy=BqEt=E(n_r)（tは、この照射の継続時間（秒）であり、n_rはこの間に放出された放射性粒子の数である）。ここでは、この期間Bq値は一定だと仮定している。

　例として、ある物体1kgが1Bqの照射を1年間受け続けたとしよう。この放射性粒子は1個あたり1MeVのエネルギーをもっていると仮定する（こ

の値は、多くの放射性粒子の典型である)。1年間では、$1 \times 60 \times 60 \times 24 \times 365 = 3.16 \times 10^7$ 個の放射性粒子 (n_r) になる。エネルギーにすると、$3.16 \times 10^7 \times 10^6 (eV) \times 1.6 \times 10^{-19} J/eV/kg = 5 \times 10^{-6} J/kg = 5\mu Gy/y$ となる。100Bqの照射を1年間受けたとすると、この値は、0.5mGy(Sv)/y となる。

ここでの議論は、放射性物質がBq値をある期間(上ではtと表示)その値を保つと仮定している。これは外部から一定の放射線が射かけているような場合である。後に述べるように、あるBq値をもった飲料や食物を摂取した時に、生体が受けるであろうGy(Sv)値は、その放射性物質が体内から排出される効果も考慮して計算されなければならない。これに生物的半減期という概念が用いられる(ICRP)が、これは計算の便宜上の仮定であり、放射性物質の排出の実情を反映してはいない。したがって、この計算にもとづくGy(Sv)値(預託線量という)は実情を表してはいない。ただし、ヨウ素-131のように物理的半減期が短い(8日)場合には、生物的半減期の影響は比較的小さいので、実情に近いではあろう。この問題は後述する。

人間に放射線が当たったとする。人間の体がその放射線を吸収する、そのエネルギー値がGyである。このエネルギーをどうやって測定するのだろうか。実際は測定不可能であり、適当な仮定を設けて推定したものが用いられている。現在主として用いられているのは空間線量であり、単位時間(通常1時間)あたりの線量(率)で表される。

(外部)線量は、体に外部から放射線に当たった時、体内で吸収された(体表面下1cmのところで)エネルギー値である。現実にはこれは測定できない。そこで、人体の成分に近い物質でできた人体ファントム(模型)を用いて計測する。これを周辺線量当量という。この方法も現実問題に用いるわけにはいかない。そこで、これと実測できる線量との関係(変換係数)を検討し、実測値を変換して周辺線量当量とする。実測値の一つは、空気吸収線量である。これはcpm(Bq)値とそのエネルギー値から、計測器中の空気への吸収量を計算し、その値とファントムを用いて得た値との検算を行って、空間線量と表示する。これが、通常用いられている(外部)空間被爆線量である。こうして計測された空間線量は、周辺線量当量に較べると、0.8〜0.82倍ほどで、過小評価になっている。後に述べる実効線量も同様に20%ほど過小評価している。

現実の人間にガラスバッジを付けさせて、ある期間の被曝量(積算線量)を測定するという方法もある。しかし、これは現実に肌身離さず常時着けていても、個人が被る被曝線量の一部しか記録できない。それはそのバッジが付けられている部分に照射する放射線しか記録できないからであり、体の他の部分、裏側、顔、足その他への照射分は記録されない。その上、通常の生活では1日24時間体につけたままにすることはほとんど不可能である。

　この方法の原理は、昔の写真看板に光が当たって映像ができるというものと同じであるが、この原理を用いて、放射線を可視化することはできるし、現実にやられている(森敏ブログ)。なお、ちくりん舎は、GeGI (germanium gamma ray imager) なる機器を用いて、福島民家などでのγ線の空間分布を可視化している(ちくりん舎ブログ)。

　空間線量率はどうやって測定するか．通常は地上1mでの放射能(Bq、cpm)を測定し、それを線量率に換算するのである。これが計測機器にSv/hrと表示される。

　これでみるように、このようにして測定・計算された線量率というものが、実際どのような被曝量を表現しているのか、曖昧である。しかも通常はγ線のみで(様々な線源があるがそれをCs-137として計測)、αもβ線も無視されている。α線を発する線源は浮遊していても通常の機器では観測できない。汚染地ならば、β線源は土壌にはかなりあるが、地上1mで観測すれば、かなり減少する。また浮遊しているβ線源も通常の測定器では測定にかからない(β線を測定できる機器はある)。というわけで、通常の空間線量は、真の線量をかなり過小評価している。しかし、これに基づいて、あらゆる議論がなされている。

　さて、もう一つ重要なことは、Gy(Sv)値の意味するところである。上に見たように、Gy(Sv) = En_r/kgである。Gy値が小さいということは、例えばCs-137の影響について議論する場合は、n_rが小さいことを意味する。というのは、この場合、放射線種(Cs-137)は同じなので、エネルギー値は同じE、違うのはn_r値のみだからである。個々の放射性粒子の与える影響は、E値で決まる。n_r = 1の場合(Gy=E)、その1個が数千個の分子(細胞中の)を破壊する。それにはDNA分子が含まれているかもしれないし、ないかもしれない。n_r=100ならば(Gy=100E)、破壊される分子の数は、その100倍に

なる。そして、DNA が壊される確率は、$n_r = 1$ の場合のおよそ 100 倍になる。これが後に述べる LNT 仮説の理由である。

　これからわかることは、Gy(Sv) の大きい小さいは、ある病状の現れる確率に比例する値を表していることである。病状の程度（重症、軽症）を表すものではない。個人の受ける線量について言えば、ガンにしろ、その他の病気にしろ、そうした健康障害が現れる確率が Sv(Gy) に依存する。低ければ、症状が軽く、高ければ重症であるというわけではない。これは特定の病気の症状の差についてのことで Sv 値は無関係だが、Sv が高ければ、より重篤な病気が現れるということはありうる。また、こうも言える：線量が低くとも、高い場合のガンと同等のガンが現れる可能性はあるし、現にそうなっている。ただし、その確率は線量の低いほど、低い（LNT）。

　一方、ある地域に生存する人々に関して言えば、放射能による健康障害は、現れる人もあるし、現れない人もいる。その比率が地域の空間線量（積算）に依存する。線量（Sv）が低ければ、軽い健康障害が皆に現れ、高くなれば、重い障害が皆に現れるというわけでない。低ければ、健康障害を起こす人の割合が低く、大部分の人にはなんの影響もない。高くなれば、障害を起こす人の割合が増えるのである。また、放射能汚染が続けば、そこに居住する人々の外部被曝（積算）線量は増え続けるので、健康障害を受ける人も増える。

　上の二文節の議論は、内部被曝の影響は度外視している。個人が被るであろう内部被曝線量は、空間線量から推測することはできない。内部被曝は、口腔や鼻からの摂取によるが、その可能性と摂取量は、空間線量に必ずしも依存するわけではない。ただし、空気と共に鼻を通して吸い込む可能性は、空間線量率に依存するであろう。したがって、鼻血などの発生は、空間線量率の高いところで多いであろう。このことには、すでに、関連性があるというデータは発表されている（第 19 章）。

第6章 Sv(Gy) 値の意味すること
――放射線の生物への影響の基本的機構――

　Sv(Gy) 値とそれが与える生体への影響を見てみよう。広島、長崎に落とされた原爆に被曝した人達の被曝量、被爆の影響は、詳しく追求された。現在までのところ、放射能の影響は、急性で確定的なものと、晩発性で確率的なものとに分類されているが、この境界線はあまり意味がない。いずれも確率的であるが、高被曝線量の場合のある種の影響（脱毛、下痢、紫斑など）は、原爆後の発症の因果関係がかなり明確なので確定的症状と称される。

　そうした確定的現象の1例は、被曝量が10Sv(Gy) 以上ならば、即死または数時間から数日内で死亡というものである。そこで、その10倍の100Sv（即死）が何を意味するのか考えてみよう

　ここでは、原爆爆発に伴う被曝は主としてγ線（ガンマ線）なので、SvとGy（グレイ）を区別せずに扱う。100Gy (Sv) は、定義に従えば、人体1kgあたりに100J（ジュール）のエネルギーが吸収されたことになる。なお、この線量は原爆の外部被爆の場合、ほとんど瞬間的かせいぜい10秒間ぐらいに照射されるものである。さてここからが問題であるが、このエネルギーの大きさを通常のやり方で吟味してみる。100Jは24cal（カロリー）である。このエネルギーが1kgの体に作用したとすると、体温は、0.024度上がることになる。風邪を引いたって、1度や2度体温が上がる。こんなちょっとした（0.024度）体温上昇で、人間が死ぬわけはない。

　しかし、現実には、即死なのである。どうなっているのだろうか。この計算では、100Jのエネルギーが熱として、体全体に広がると仮定している。放

射線とはこんな風に体に作用するのだろうか。それならば、即死するほどの影響を説明できない。このこと、すなわち通常の意味でのエネルギー値としては、放射線のエネルギーは本当に小さいものであることが、放射線を浴びても、ほとんど五感に感じることのない原因の一つである。

では、100J/kgというほんの小さなエネルギーでも放射線からだと人間を即死させるのはどうしてであろうか。この100Jがγ線から与えられると仮定する。γ線（一般に放射線）はどのような仕方で、生体に作用するのであろう。γ線の線源にもいろいろあり（実際、原爆爆発時のγ線源には100種を下らない）、その持つエネルギー値もいろいろあるが、代表的な値は1MeV（メガエレクトロンヴォルト）程度であるので、このエネルギー値を用いて議論する。eVというのはエネルギーの単位であるが、非常に小さいものである。というのは、電子1個が1Vの電極間を動く時のエネルギーで、1eV=1.60218$\times 10^{-19}$J。eVはしたがって、通常のエネルギーの単位Jと比較すると、1兆分の1のまた1千万分の1というまったく小さな値である。

このγ線粒子1個のもつエネルギーは1MeV=1.6$\times 10^{-13}$Jである。100Jのエネルギーを与えるためには、このγ線粒子100J/1.6$\times 10^{-13}$=6$\times 10^{14}$個が必要である。さて、人間の体1kgはおよそ10^{12}個の細胞でできている。したがって、これら細胞に均等にγ線粒子が分布したとすると、100Sv(Gy)の被曝をしたということは、体にある全ての細胞が、1個あたり、600個のγ線粒子を受けることに相当する。先に述べたように、1個の放射性粒子は、100から数千個の分子に当たって、電子を蹴り出したり、化学結合を壊したりする。ここで、この数を少なめに見積もって1,000と仮定する（これはα、β線では数倍で、5,000〜10,000位のほうが現実に近いかもしれない；これ以後この数値を5,000とした場合の破壊数を括弧内に記す）。ということは、細胞1個あたり、平均して600,000個（3,000,000個）の分子がほとんど瞬時に破壊されることになる。おそらく、細胞は直ちに、壊死し、体全体の死に至る。実際は、放射線が体全体に一様に行き渡ることはないであろうから、放射線が当たる場所での分子破壊数はもっと多いであろう。

破壊される分子には、DNA、RNA、脂質（細胞膜、核膜、ミトコンドリア膜などを含む）、タンパク質、炭水化物、水その他がある。細胞中には水が分子数として最も多いので、水が破壊される確率は高い。結果は、ヒドロキシル

ラジカルの生成で、これは、DNAをも含むほとんどあらゆる分子と反応して、それらの機能を壊す。細胞膜を始め、2重の脂質膜を放射線が通過すると、膜に穴があいて、細胞、ミトコンドリアなどが機能しなくなる。タンパク質には数千以上の種類があり、少数で細胞機能に重要な貢献をしているようなタンパク質が破壊されれば、細胞機能停止になる。どの分子に影響が出るかは確率的であるが、放射性粒子が多くなればなるほど、その影響が、生理的レベルまで反映する確率は増える。

10Sv(Gy)でほとんど死亡ということは、全細胞が、細胞1個当たり約60,000(300,000)個ほどの分子が破壊された場合は、全体の死に至る。ここで、10Svぐらいの放射線量を浴びて死亡した例として、日本で実際に観察されたことを紹介しておきたい。それは、1999年9月30日に起った東海村にある核燃料加工会社(JCO)の臨界事故で、大量の放射線(主として中性子で、17Svであったと推定されている)を浴びた社員の死に至るまでの83日間の観察結果の報告(週刊現代 2000.01.15～22)である。この患者を扱った医師達の話としてこう表現されている。「DNAの二重ラセンがズタズタに切断されていた……白血球が一時的にゼロになった……尿が出なくなった……。心臓も停止し、多臓器不全ということで亡くなった。多くの細胞・臓器が破壊されたことを意味するでしょう」。

さてこの100分の1が、100mSv(mGy)である。この量の被曝が一瞬にもたらされる場合(例えば、原爆、医療用のX線照射)もあるが、通常の議論では、100mSvが1年間に照射されると仮定される場合が多い。上と同様に、これが体全体に影響すると仮定すると、各細胞は、その中にある600個(3,000個)の分子を破壊されることになる(1年間に)。これはかなりの数であり、影響を受ける分子には、DNAも入るかもしれない。これは確率的現象で、DNAがたまたま壊される場合もあろうし、そうでない場合もある。また、水の分解から生じるヒドロキシルラジカルによって、DNAが壊されるケースもある。いずれにしても、かなりの数の様々な分子が破壊され、細胞の生理に影響が出るであろう。それが様々な健康障害として現れる。この10分の1の10mSvですら、60個(300個)の分子が破壊される。破壊される分子にDNAが含まれる可能性はあり、それがガンに発展する可能性もある。もちろん、その可能性(確率)は100mSvの場合のおよそ10分の1ではあろうが。

なお以上の計算は、放射線が外部から来て、全ての細胞に作用すると仮定したものであるが、現実は、細胞全てに一様に作用するなどとは考えられず、ある部位には、他よりも多くの放射線が作用する可能性がある。すると放射線を受ける部位の細胞は上の計算値よりもより多くの破壊を受けるであろう。そしてその部位の生理的変化は、全体に一様に作用する場合より、より深刻であろう。しかし、外部被曝の場合、どの部位が他の場所より影響が大きいかは、被曝事情その他に依存し一概には言えない。しかし、ICRP（国際放射線防護委員会）などは、広島・長崎の死亡原因（ガンの箇所）の統計値から、放射線量を各臓器に割り当てた数値を発表している。

　現実問題はさらに複雑である。特に、原発事故からの放射性物質は微小粒子として浮遊し、人間の体内に入る（その他のルートもある）などして、体の内部でその周辺を照射する。これが内部被曝である。これは後述する。

第7章　低線量でも影響はあるか？
——ガンの場合—— LNT 仮説

1　低線量での影響

　前章で、放射線の影響というものは、放射性粒子が生体内の分子を破壊することに起因するという根本原理を説明した。その議論の前提は、放射線が外部から入って来て、体全体に影響するという外部被曝であった。その場合、100mSvでも、体の各細胞は、その中の600個ほど（からおそらくその数倍3000ぐらい）の生体分子が破壊される。破壊される分子にDNAが含まれる可能性がある。10mSvになれば、その確率はおよそその10分の1、60（300）個ぐらいの分子が破壊される。DNAへの損傷は、やがてガンに発展する可能性が大である。

　こう見てくると、例えば、ガンの発症確率は、被曝線量におおよそ比例していると考えられる。DNA破壊が即ガンとなるわけではなく、様々な因子（修復の可能性も）や条件が介入してくるので、物理的な、完全な比例関係があるとは考えられないが、いずれにしても、更に低い線量になれば、確率は小さくなるとはいえ、ゼロにはならない。この関係、すなわち、ガン発症率と被曝線量が比例関係にあり、その関係は被曝量＝ゼロまで続く関係を「閾値無しの直線関係」（LNT=Linear Non-Threshold）と称する。言い換えれば、ある低線量以下で、放射線の影響がなくなるわけではない。この関係は、ICRPも採用している。採用していると表現したのは、科学的根拠に基づくのでは

なく、彼らのコスト-ベネフィットの議論の根拠として、この関係を仮定しなければならなかったからのようである。実際は閾値があると仮定したいと願っているし、そうしようという動きもまだアメリカの原子力界にはある。

2　LNT 関係を示すデータ

近年になって、このLNT関係を実証するデータがかなり発表されてきた。そのいくつかを掲げる。これらのデータは閾値がないこと、危険率と被曝量には直線的関係が成り立っていることを明らかに示している。

いわゆる放射線ではないが、医療に使われるX線も放射線であり、エネルギー的には、γ線の10分の1から100分の1程度で、γ線と同様な被害を及ぼす。最初に組織立った研究を行ったのはイギリスのスチュアート（A. Stewart）である。妊娠中にX線診療を受けた女性から生まれた子供たちにガンが多いことに気がつき、多数の女性のX線歴を調べ、子供たちの小児ガンとの関係を研究した。結果は、図6に示すように、確かにX線の被曝量が増えるとガン発症率が増え、およそ直線関係にあることがわかった（Stewartら、1958）。

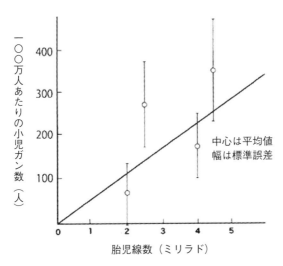

図6　妊娠中のX線診療と小児ガンとの関係　　　　　（stewartら、1958）

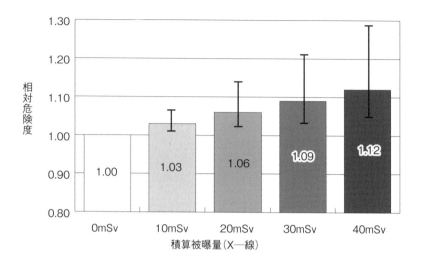

図7　心筋梗塞診療のためのX線線量とガンの発症率　(Eisenbergら、2011)

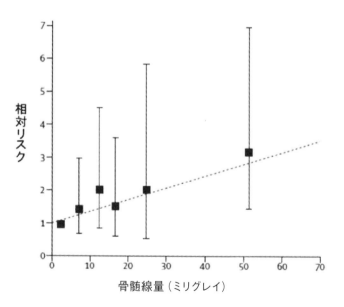

図8　オーストラリアでのCT-スキャン診療と白血病発症リスク
(Mathewsら、2013)

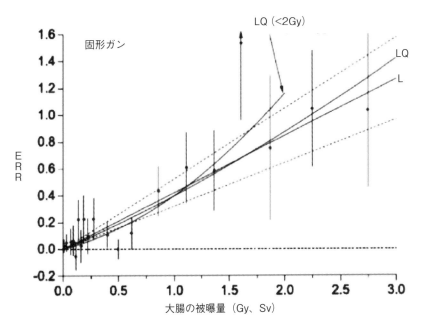

図9　広島・長崎被曝者の被曝線量と過剰相対危険度 ERR（固形ガン死亡率）
　　　（Life Span Study-14、Ozasa ら、2012）

　近年になると、X線技術も進歩し、患者への被曝線量も正確に記録されている。それに基づいて、X線線量とガン発生との関連を検証した例として図7の研究がある。この結果は、10mSv ぐらいまでの低線量までかなりよく直線関係が成り立っていることを示している（Eisenbergr ら、2011）。

　同様な結果は、CT-スキャンによる線量と白血病発症率との関係で、50mGy 以下でも立証された（図8）（Mathews ら、2013）。

　被曝線量と疾患との関係の一番権威のあるデータは、広島・長崎の原爆被爆者についての1950年からの追跡調査とされている。その最新の報告はLSS-14として知られている（Ozasa ら、2012）。そこに発表された固形ガンの過剰相対危険率（ERR=excess relative risk）は、図9に示されているが、閾値があるようには見えず、直線関係と近似（図中のL-線）してよさそうである。放射線被曝に関するもっとも権威ある研究機関からのデータが、LNT を自ずから検証したことになる。

この図を、ERR/Gy（これは上の直線の傾斜の値に対応）対 Gy のグラフに変換する（図10）と、LNT 仮説が正しいとすると、x－軸に平行な線になるはずである。確かに、100mGy（Sv）あたりまでは、平行線としてよいが、それ以下の低線量では、悪影響が、直線から予想されるよりはむしろ大きくなっているようである。なお、ERR/Gy=0.47 で、これは Gy 当たり 47％増を意味する。この数値（ERR/Gy）を放射線影響度と定義しておく。

　本当に線量ゼロまで直線上にのるかどうかは、低線量になるに従ってデータの精度が悪くなるので、決定的なことは言えない。また、広島・長崎での被曝線量の距離依存性には実は問題があり、2 km 以上の遠距離では公式の線量（LSS 研究の依存する被曝データ（Ozasa ら、2012））はかなり過小評価されている（次節）。ということは、ここで想定されている 100mSv 以下ぐらいの被曝線量は、実際はもっと高く、したがって、高い ERR 値になるとも考えられる。これが、ごく低線量で、影響が悪化（放射線影響度が増加）するように見える理由かもしれない。いずれにしても、閾値のない関係には違いない。

　この LSS（Life Span Study. 放射線影響研究所）の研究での問題点の一つは、原爆被爆者に対する非被爆者の選択である。低線量被曝者（0.005Gy 以下）をコントロール（被曝ゼロと仮定）としているため、危険率は過小評価されている。というのは、被曝線量の推測値は、死の灰の影響などを無視しているため、0.005Gy 以下とされている人達の被曝量は実際はかなり高かったので、これらの人達をコントロールとすると過剰危険率は実際より低く出る。だから、放射線影響度は上で得られている ERR/Gy=0.47 よりも、実際はかなり大きいと考えられる。

　この図10のように、極低線量（50～60mSv 以下）では、むしろ悪影響が増大するというデータも得られている（図11；Burlakova, 1995）。ここに集められたデータは、1地域ばかりでなく、しかも収集方法もかなり異なるので、簡単に同一のグラフに表現して良いか疑問もあるが、この著者（Burlakova）は、かなりのケースで、50mSv 以下に悪影響の極大が観測されていると言っている。このデータのうち、低線量でも、高線量部分と同等な外部被曝線量を表しているか疑問である。いずれにしても、閾値があってそれ以下は影響なしという結果ではなく、低線量でも悪影響があるというデータには違いな

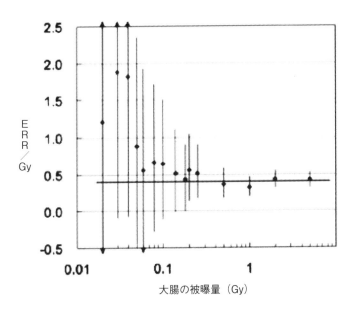

図10　図9のデータをERR/GyのGy依存性と見た場合
(Life Span Study-14、Ozasaら、2012)

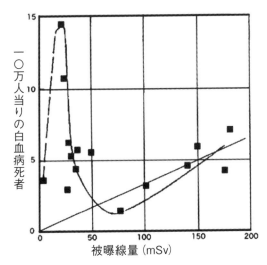

図11　様ざまなケースの白血病死亡率の被曝線量依存性
(Burlakova、1995)

い。なお、この著者は、極低線量で極大値をとる理由として、通常の修復機構が、50mGy(Sv) 程度以下の線量では、正常に機能しないから、放射線の影響がもろに出てくるのに対して、それ以上では修復機能が正常に機能する（といっても、損傷すべてを完全修復することを意味するわけではない）ことによると考えている。しかし、図7～9などのX線のデータでは、こうした極大値がみられないのはなぜであろう。X線の場合にはかなり低線量までも、線量はかなり正確に測定できるはずである。一方、原発事故、原爆などによる線量、特に低線量の値は、正確には求められない。

上の図6～10（図11を除く）での被曝は、ほとんど瞬時に照射されたケースである。一方、原発で働く労働者の場合、被曝線量は、かなり長時間にわたる積算被曝量が問題となる。白血病による死亡率が、100mSv以下の低線量でも、有意に増加することが、30万人の原発労働者についての調査でわかった。その結果を図12に示す（Leuraudら、2015）。このデータからは、放射線影響度 ERR/Gy は 2.4 ほどであり、原爆での瞬時被曝のデータ ERR/Gy=0.47（図7/8）より、数倍大きい。これは同一積算線量でも、瞬時に被曝するより、低線量で長期にわたって被曝するほうが、負の影響は大きいことを意味するのかもしれない。ただし、原爆からのデータ 0.47 は過小評価であることはわかっているので、この差（2.4 対 0.47）は実際はもう少し小さいであろう。なお、図5のX線による影響度は ERR/Sv(Gy) = 3.0 ほどであり、低強度の放射線（X線）のほうが、放射線としての影響度が高いことを示唆する。すなわち、このデータも低線量でより長時間の照射のほうが、影響度が大きいことを意味する。

ただし、ここで指摘しておかねばならないことは、LNT仮説そのものは、比較的低線量域で成り立つのであり、高線量になると確率が高くなり、頭打ちになる傾向がある。たとえば、図9では高線量（1.5Gy位から上）では頭打ち傾向が見られる。

これらの事実に反して、原子力側では、閾値があり、その値より以下の線量では影響がないとするか（ICRPですらすでにLNTを採用しているにも拘らず）、さらには、極低線量ではむしろよい影響があるという説を唱える人達もいる（例えば、近藤宗平『人は放射線になぜ弱いか：少しの放射線は心配無用』（講談社、1998）を参照）。こういう効果をホルミシス効果といい、こうした低線

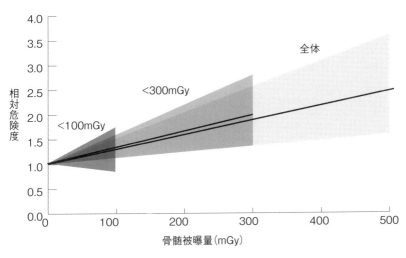

図12 原子力施設労働者の白血病死亡率の被曝線量依存性
(Leuraudら、2015)

量は人体の免疫力を強めるのだと主張している。しかし、ホルミシス効果を最も強力に推進してきた機関である「電力中央研究所」は最近、ホルミシス効果の研究を放棄したことと、そうした効果を否定する旨を発表した（電力中央研究所、2014）。

第8章　低線量でも影響はあるか？──ガン以外の病気

　図13は、先のLSS-14（Ozasa, et al, 2012）からのガン以外の全ての病気の過剰相対危険率（ERR）についての線量依存性である。1966年以降のデータではその依存性がおよそ直線的であり、放射線影響度ERR/Gyはおよそ0.13である。

　それ以前のデータ（1950～65年）では、期間が充分に長くなかったため、発症の遅い病気や、直接の被爆者中で被害の少ない人達などがまだ残っていたため、とくに低線量側では、発症が少ないケースが混ざっていたために、直線性はみられなかった。このデータに含まれている病気には、血液系（放射線影響度ERR/Gy=1.8）、呼吸器系（0.16）、循環系（0.07）、消化器系統（0.05）の病気などが含まれる（Ozasaら、2012）。なお、先にも指摘したように、LSS-14の統計値は、過小評価になっていることは明らかなので、これらの値は実際はもう少し大きい（数倍かも）であろう。

　なお、これらの病気は、DNAの損傷に依存するケースもあるかもしれないが、大方は臓器の細胞の生理的不活性化（正常機能の停止）によるのである。放射線に基づく場合には、細胞それ自身の壊死や、細胞中の重要な機能（ミトコンドリア、主要なシグナルタンパク質の破壊など）の停止に起因するものと思われる。

　今のところ、ガン以外の（晩発性の）病気については、放射線の影響の充分な線量依存性に関する組織的データは見当たらない。それは、こうした病気の性格上、放射線以外の原因はいくらでもあるし、それが理由で、放射線

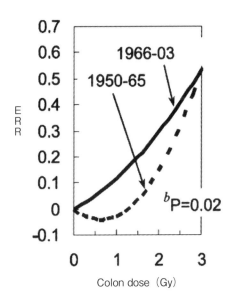

図13　ガン以外の病気の過剰相対危険率の線量依存性
　　　　　　　　　　　　　　　　（LSS-14、Ozasa ら、2012）

の影響を特定的に検証するのはなかなか困難であるからだ。ただし、チェルノブイリ事故の処理・清掃に駆り出されたリクビダトールと呼ばれる人達（80万人）についてはある程度、被曝（線）量が推定されているので、その後の病気の発症との関連が検討されている。これらの人達の被曝量の中間値は128mSv（50〜200mSv）であったそうで、健康障害の過剰危険率への影響度（ERR/Gy値）は、心臓病死で1.02、ガンを除く全ての死亡原因については0.42であった。なお、固形ガンでは0.74と推定されている（IPPNW ドイツ、2011）。固形ガンのこの値0.74は、LSS-14（固形ガンの線量依存性）の値0.47が過小評価値であることを考えると、およそ同じ程度であると考えてよいようである。

第9章　確定的（急性）―対―確率的（晩発）症状

　原爆による急性症状ということに関しては、違った傾向がみられるというのが、大方の見解である。この急性症状は、脱毛とか紫斑、下痢などで、これは確率的な晩発症状とは違い、確定的症状といわれる。おそらく、原爆の被爆後かなり急速に発症したので原爆の影響と確定できるとされて、確定的と定義されたのであろうが、しかし、これも曖昧で、ガンと遺伝性疾患を除くすべての症状を確定的と称するのだそうである。すなわち、DNAの損傷によって誘起される病状を確率的といい、それ以外の損傷に基づいて起こされる病状を確定的と称するようである。この理由は、おそらく、DNA損傷にはある程度の修復機構があるが、それ以外の細胞・分子要素の損傷には、特別な修復機構がないことにあると思われる。「確定的」という言葉を提起した人達が、そう理解しているかは知らないが。

　確定的症状発生率も、線量に依存するが、その依存性は、確率的現象とは違って、直線的ではないのだそうである。多くの場合、発症率対線量（0〜5Sv）曲線は図14のようなポアソン分布曲線になる（沢田、2010）。この場合、低線量域（1Sv以下）は、ゼロに見えて、閾値があるように見える。これは、このような現象が外部被爆のみとすると、通常はかなりの高線量域で顕著に起るのであり、原爆後に見られた現象なので、そうした高線量域までのデータが表示されるため、低線量側の様子が縮小され、はっきり表示されない（なお、図14のデータそのものは原爆現象についてではなく、動物実験データである）。この場合の主要部分（1Sv以上）での発症率は、これまで議論してき

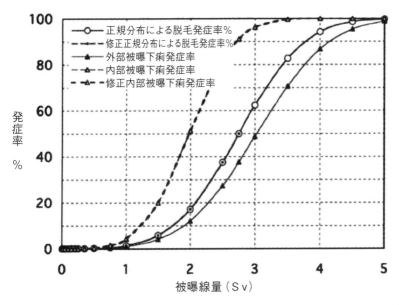

図14　脱毛と下痢発症率の被曝線量依存性　　　　　　（沢田、2010）

たERR（過剰危険率）とは異なり、非被爆者との対比ではないので、直接比較するわけにはいかないが、この発症率からERRを想像して見ると、非常に高い値に相当すると思われる。すなわち、この現象（脱毛、下痢）は、放射線による高い外部被曝部位では、非常に高い確率で起る現象なのであろう。だから確定的といわれるのであろうが、ポアソン分布するということは、やはり発症は線量依存で確率的である。確定的ならば、その線量依存曲線は、ある閾値までゼロで、それを超えると、直ちに100％発生となり、そこからはフラットになるはずである。

　ということは、低線量域（1Sv以下）では、おそらく確率現象とされる発ガンなどと同様にLNT仮説を適用してよいと思われる。先のデータ（図14）で低線量部分を拡大した図15でみるように、外部被曝による脱毛と下痢のデータは300mSv以下ぐらいでは、直線と近似しても良いようである。実際、福島原発事故後の線量（原爆ほど酷くはない）でも脱毛も下痢も紫斑も見られている。下痢の場合には、内部被曝も関与している場合もあるので、相関性は複雑ではある。いずれにしても、確定的／確率的という表現は、確定的＝

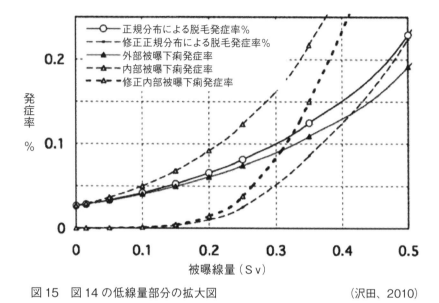

図15 図14の低線量部分の拡大図　　　　　　　　　　　　　　　（沢田、2010）

確率＝1という本来の意味ではなく、確率的はDNA損傷に基づき、確定的はそれ以外の細胞要素の損傷に基づく事象と解釈すべきであろう。

　先にも指摘したように、LNT仮説そのものは、比較的低線量で成り立つ。高線量になると確率が高くなり、しかも死亡の確率も増大するので、頭打ちになる傾向がある。おそらくかなり高線量まで拡張すると、全体としては、ポアソン分布様のシグモイド曲線になるであろう。図9の固形ガンのデータについて、高線量までの点を辿ると、図16のように、低線量部分は直線またはLG曲線、そして1.5Gy以上は、頭うちの曲線になり、おおよそシグモイド的になる。しかし、こうした議論は、線量そのものの曖昧さや内部被曝の介入もあり、充分に意味のある傾向を見出すのは非常に困難であると思われるので、これ以上の吟味は無意味であろう。

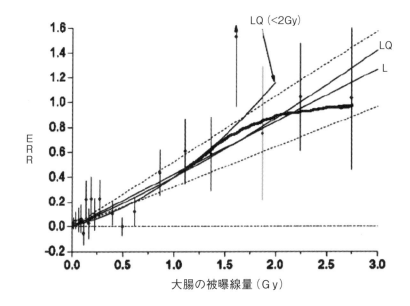

図16 固形ガンの線量依存性（LSS-14）は、高線量域で頭打ちに

第10章　外部被曝と準内部被曝/内部被曝

1　外部被曝と内部被曝、被曝線量強度

　これまでに議論してきた被曝は、放射性物質や放射線を放出する物体（原爆、X-線機器など）が体の外にあり、そこから発せられる放射線（粒子）が体に作用するという「外部被曝」であった。

　放射性物質は、原子状のもの、分子状のものや、微粒子の形のもの、場合によっては水に溶けて存在する場合もある。こうした放射性物質が様々な経路で、体の部分に付着したり、体の内部に入り、内部のどこかに付着したり、血流に運ばれて体内を巡るなどの行動をとる。そして放射性物質は、この体内での行動の間、放射線を出し続ける。したがって、放射性物質の行く所、付着する所の周囲に放射線を浴びせる。そこの組織は被曝を被る。これを内部被曝と定義する。

　外部被曝と内部被曝の最大の違いは、影響する放射線の違いである。外部被曝の場合、α線は、衣服で遮られ、β線も裸の皮膚の表面下わずかな部分までしか到達しないので、影響は通常は少ない。γ線および中性子線（およびX線）のみが体に浸透するので、それらが影響する。しかし放射性物質が体内に入れば、（γ線はいわずもがな）、α線も、β線もその周囲の体組織に影響し、その作用はγ線よりも強い。

　もう一つ違うのは、通常の外部被曝の場合、γ線でも中性子線でも、通常

の医療用のX線(ガン治療のための局所照射は別)でも、体の全体とはいわないまでもかなり広範囲に作用する。だから、被曝線量を体全体かkg当たりに定義することはある程度意味はある。

　ICRPは、外部被曝であっても、もう少し詳細な放射線量を展開している。すなわち、外部被曝が各臓器にどのような影響（線量）を与えるかを「実効線量」で表現しようとする。そしてそれを全体にわたって加算することで、外部被曝の全身への影響を表す放射線量とする。これでは、外部被曝で、様々な仕方で、臓器吸収量（Gy, J/kg）を推定し、これに放射線加重係数（W_r）を掛けたもの（等価線量と定義、$H_t = Gy × W_r$）に、さらに組織・臓器加重係数（W_t）なるものを掛けて、その臓器の実効線量（$H_t × W_t$ in Sv）を計算し、これの体全体の和をとったものを体全体の実効線量と定義している。

　さて、被曝線量はこの定義の仕方（kg当たり）からみて、元来は、被曝線量強度というべきものであることを指摘しておきたい。すなわち、照射される箇所の体積（とすべきところを重量で代用している）が、その重量（体積）あたり吸収するエネルギー量である。一方、体内に潜入した放射性物質が$α$、$β$放射線を照射するのは、潜入した箇所のほんの周辺のみである。そのため、内部被曝の場合、被曝線量を体全体、または体1kgに付き定義するのは無意味である。より意味のあるのは、被曝線量強度であり、それはkg当たりに換算して表現する。たとえば、潜入した放射性物質が、エネルギーDJ（ジュール）を、体の一部2g相当の部分のみに、与えたとする（$α$、$β$は体内で長距離を動かない）ならば、被曝線量強度は、D(J)／2g=D(J)/0.002kg=500DJ/kgとなる。すなわち通常定義の被曝線量の数値の500倍が実質的な被曝線量（強度）なのである。ただし、この影響される部分のみが、放射線の影響を受けるだけで、他の部分は影響されない。そして，そこにある細胞とか組織とかに含まれる分子のみが破壊される。それが充分に生理的影響を体全体に与えると、病気を引き起こし、悪くすると死にいたる。

　ただし、潜入した場所が特定できない場合がほとんどである。Cs-137の場合は、バンダジェフスキーの研究により、濃縮しがちな臓器は調べられている（図17）。この場合には、潜入した組織とか臓器のみが特定できているので、放射線量強度は、組織の重量あたりと定義しうる。組織の一部のみの場合は、局部の線量強度までは表現できない。沈着した組織も特定できない場

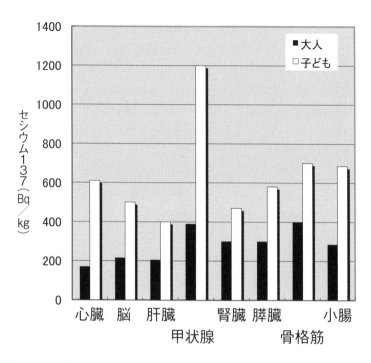

図17　セシウム137はどの臓器に溜るか　バンダジェフスキー
（『原発問題の争点』、2012、緑風出版）

合には、体全体への強度表現になるが、内部被曝の実態を示すことはできない。

　すなわち、通常定義による線量で外部被曝と内部被曝を議論することは、数値が同じであっても、その影響（強度、すなわち局所への影響）は桁違いであることを考慮に入れていないということで、無意味なものである。このことは特に、α、β線に関して重要である。γ線の場合も、内部からの照射であり、影響は、同一数値の外部被曝より有効打が多いであろう。

　さて外部被曝は空間線量として数値化して比較・議論されるが、内部被曝はどうであろう。空間線量は上に論じたように、問題はあるが、測定できる。内部被曝はどうして測定するのであろうか。ほとんど唯一の方法が全身からの放射線量を測定する、いわゆるホールボディカウンター（WBC）である。もちろん、体の内部でなく、外から測定するので、外まで出て来る放射線しか

測定できない。ということは、γ線のみということである。中性子線も可能だが、通常の機器では、測定できるようにはなっていない。理論上はあらゆるγ線核種の存在量を知る可能性はあるが、通常は特定核種、主として Cs-134 とか 137 のみを測定するようにしてある。また、γ線とβ線の比率がわかっている場合は、γ線から、β線量を推定することは可能である。しかし、β線やα線のみしか出さない核種については何らの情報も得られない。γ線の場合でも、その放射線源の体内の分布まではわからない。したがって、ホールボディカウンターの結果が不検出であっても、必ずしも、体の内部に放射性物質がないことにはならない。しかし、現実には、不検出を「内部被曝の心配はいらない」と専門家は説明し、被験者もそう信じさせられるようになっている。

いずれにしても、測定値は測定時点の値であり、その時点までの積算被曝量は測定できず、その人のそれまでの行動などの聞き取りから推定されるのみである。外部被曝であっても、こうした行動の聞き取りから、被曝量を推測するのみであって、充分正確な（被曝）数値は得られないのが実情である。なお　尿中の放射能（γ、βとも）の測定により、ある仮定の基に、血流中の被曝線量を推定することは可能である。そして、継続して測定することによって、積算線量をある程度は推定できる。尿中のセシウム測定はかなり前から行われており、例えば、常総生活協同組合が行った 15 市町村（千葉県、茨城県）の子供の検査では、報告された時点（週刊朝日、2013）では、約 7 割の子供の尿からセシウムが検出された。また、ある市民団体（ちくりん舎）で行われている尿検査によると、ホールボディカウンターで不検出となっていた福島の子供に、尿検査ではセシウム -137（134）が検出された。ある幼稚園では、およそ 60％の園児の尿にセシウムがあったそうである。

2　内部被曝の直接的証拠

本当に、内部に入った放射性物質が着床した地点で、その周辺に放射線を浴びせるのであろうか。放射線の性質からは、そうであるに違いないと思われるが、これを実証するデータが最近得られている。

原爆犠牲者の臓器などが、長年アメリカに保存されていた。それが最近に

なって日本に返還されるようになった。長崎大の七条氏とその共同研究者は、そのような資料を高速度カメラで、撮影することを試み、たまたま内臓に含まれているα線源から放出されたα線の軌跡を捕まえるのに成功した。その写真が図18である（七条、2009）。これは長崎で犠牲になった人の腎臓である。あれから70年たっても、この線源（プルトニウム—長崎原爆はプルトニウム弾）からα線を出し続けているのである。なにしろ、プルトニウムの半減期は2万4千年ほどであるから、今後も放射しつづける。次の写真（図19；鎌田ら、2014）は、広島の犠牲者の肺の一部である。これは、ウランからのα線の軌跡だそうである。

チェルノブイリでの犠牲者の心臓の一部の顕微鏡写真（バダジェフスキー、2015）が図20である。これは心臓の筋肉繊維を示している。そしてその繊維があちこちで切断されている様が見て取れる。セシウム-137（134も）からのβ線、γ線が、繊維のタンパク質の結合を切断した結果である。

3　K-40 (C-14) の内部被曝線量率

10-1節からわかるように、内部被曝の本当の線量（強度）を正確に測定することは不可能である。ただし、ある特定の核種の内部被曝量は、かなり正確に決められるのである。この核種は、カリウム-40（K-40）である。K40は半減期が長く、現在でも地球上に広く存在しており、他のカリウム同位体の中の存在比も知られている。カリウムはあらゆる生物に必須の元素であり、どの生物にも一定量含まれている。その一定量の大部分は放射性でないK-39（と少量のK-41）だが、K-40も天然の存在比に従って取り込まれている（それは、生物はK-40をK-39、K-41と区別できず、あるがままに取り込んでしまうからである）。そして、K全体の存在量は、各生物である一定量（個体ごとに多少の違いはある）なので、K-40の例えば人間の体内の量は計算できる。それから、Bq値は66Bq/kgほどであり、そしてSv値はおよそ0.33mSv/年となる。これは内部被曝量を表す。この場合、K元素はK(+)の形で、全身におよそ均等に分布しているので、kgあたりの表現は妥当である。

さて、このK-40がどの程度の影響を人間の体に及ぼすか検討してみよう。先の第5章にならって、計算してみる。66Bq/kgとは、1年間につき、66

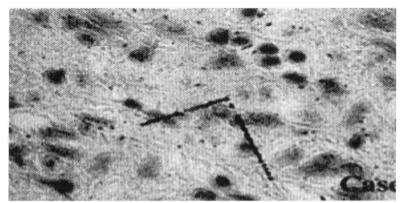

図18　長崎原爆犠牲者の保存された腎臓組織に見られたプルトニウムからの
　　　α線軌跡　　　　　　　　　　　　　　　　　　　　　　（七条、2009）

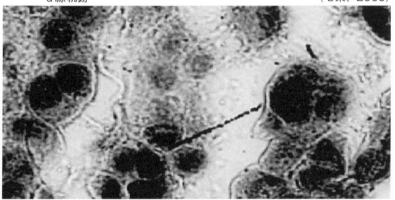

図19　広島原爆犠牲者の保存された肺組織に見られたウランからのα線軌跡
　　　　　　　　　　　　　　　　　　　　　　　　　　　　　（鎌田ら、2014）

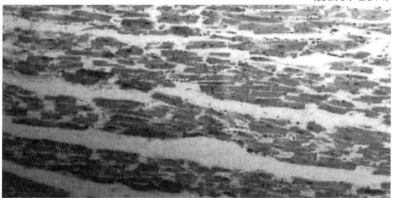

図20　チェルノブイリ犠牲者の心臓繊維が破壊　（バンダジェフスキー、2015）

第10章　外部被曝と準内部被曝／内部被曝

×3600×24×365=2.08×10^9 個の放射性粒子を1kgに与える。1kgにはおよそ10^{12} 個の細胞があるから、細胞1個あたり年に0.002個の放射性粒子が打ち込まれることになる。これは、非常に少数の作用であり、1年間で、各細胞中の分子のいくつか（2から10個ぐらい）が破壊されるが、その損傷は、様々な仕方（DNA修復、失われた分子の補給、アポトーシスなど）で修復されて、生理的に負の影響が出るほどにはならないのであろう。負の影響が出る確率はごく微少でゼロというわけではないが、通常は、生理的に目立った影響はない。

炭素C-14も天然に存在する放射性同位元素である。これは宇宙線の影響で、大気中の窒素NからC-14が作り出されているからである。この大気中の濃度もほぼ一定で、したがって、生物体は炭素化合物で出来ているので、C-14もほぼ一定量体内にほとんど均一に分布しており、内部被曝に寄与している。これは、約0.03mSv/年である。

4 内部被曝線量の推定のための生物的半減期
——放射性物質はどう排泄されるか

K-40のように、体内に常に一定量存在している核種の内部被曝線量は上で述べたように、合理的に推定できる。K-40、C-14以外の内部被曝源はしかし、常に一定量にあるわけではない。例えば、たまたまある核種をある量、口から摂ってしまったとする。これによる内部被曝線量はどのぐらいになるかという問題であるが、これは複雑である。

ICRPは、これを単純化して、ある量N_0が物理的半減期に従って減少することと、生体から排出される速度を仮定して、それを生物的半減期と規定して、体内に居る量の時間変化を推定する。これを1人の人間の一生にわたって追いかけて、その積算線量を推定することをやる。物理的には$N_0\exp(-kt)$、生物的にも$N_0\exp(-ht)$で減少していくと仮定する。hは生物的半減期に依存する定数。これを生涯にわたって積分することにより、最初に取り入れた量（Bq値）から、生涯にわたって生体が被曝する線量を計算する。こうして得られた値を預託線量と称する。

問題なのは、生物的半減期である。つまり人体からの減少（排泄）が、エ

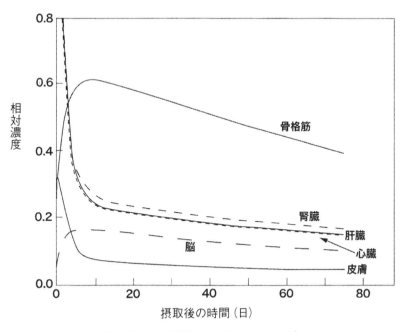

図21　セシウムの体内分布の時間変化（シミュレーション）

(Leggettら、2003)

クスポネンシャル（指数関数）的に起るかということである。これはおそらく核種にも依存するであろうが、多くの核種ではそうならないであろうと思われる。

　まず入ってほとんど瞬時に血流に乗るとして、そのまま腎臓から排出するとすれば、エクスポネンシャル的に血液中から減少して行くという仮定は現実に近いであろう。しかしこういう場合を除いては、エクスポネンシャル的に減少することはほとんどないであろう。それは、血流に乗って、体を巡るうちに、ある臓器（一つにかぎらない）に滞留したり、体内の化合物に結合したりして、排出が遅くなることがあるからである。

　多くの場合、血流に入った量のうちで、そうした状態（どこかに滞留）にならずに、血流に留まる部分もあって、それは速やかに排出される。結合したり、滞留したりした部分は、遅れて出て来る。1例として、セシウム（塩として入れられた）が、体内の臓器にどのように時間的に分布するかを、各臓器

第10章　外部被曝と準内部被曝／内部被曝　　81

での出入速度などのデータを用いて、シミュレーション計算した結果を図21に示す（Leggettら、2003）。初期の速い部分はエクスポネンシャル的な減少よりも速やかだが、それが終わると排出は極端に遅くなる。このような現象は、現実にも観測されている。例えば、図22は、ルテニウム（Ru）-106水溶液を動物に投与し、その体内残留量を追った実験データである（青木、渡利、1996より；Staraら、1971）。この図の縦軸は対数なので、半減期の仮定の基礎であるエクスポネンシャル的に減少するとすると、これらの曲線は、初期ばかりでなく、ずっと直線が継続していなければならないが、最初の素早い排泄後は、投与量の数十分の1ぐらいで、排泄はほとんど停止してしまう（排泄が継続することは事実だが、これは対数なので、実際はほとんどフラットになる）。

　図21、22が例示するのは、血流に溶け込むことができる核種、例えばセシウムの場合であるが、非水溶性の微粒子として血流に入りこんだ場合は、最初から遅い排泄で、場合によっては、半永久的に体内に留まるようなこともあるであろう。

　放射性核種を含む溶液を人体または実験動物に投与して、その体内残留量の時間変化（排泄量変化）については、図22以外の例も「人体内の放射能の除去技術」（青木、渡利、1996）に示されている。ストロンチウム、亜鉛、マンガンなどのデータは全て、半減期を定義できるような減り方ではなく、図21、22のように、初期には急速に減少し、その後、停滞する傾向がある。なお、これは、溶液の形で投与された実験であり、現実の内部侵入の仕方や形体（粒子として侵入もある）とは必ずしも同じではない。

　血流に残る部分と化合物に取り込まれてしまう部分がある1例はトリチウムである。HTO（トリチウム水）が水として摂取され、大部分は水のままであるが、体内でDNA、脂肪、炭水化物、タンパク質などの化合物の一部に結合する部分もある。こうした有機化合物に結合した部分は、その代謝が終了して、分解されてから排出されるので、遅くなるであろう。植物や動物中で、トリチウムを結合してしまった化合物（炭水化物その他）を食事として取り入れた場合は、トリチウムの体内での線量はそれらの化合物の分布と代謝、排泄に依存する。化合物に結合したトリチウムはβ線を出した後はヘリウム-3になるが、これは、他の原子との結合力がないので、化合物から離

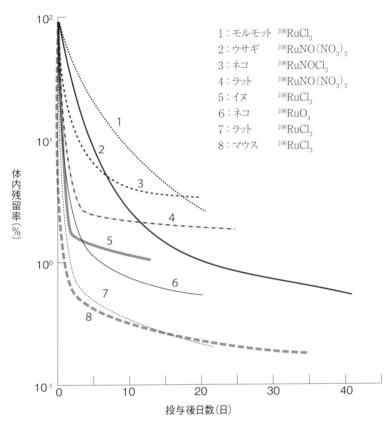

図22　ルテニウム溶液投与後の残存率の時間変化（動物実験）
（青木、渡利、1996より；Staraら、1971）

れて行く。ということは、その化合物（分子）は壊れることを意味する。しかし、トリチウム（水素）は、化合物の中心でなく端に付いているので、その意味では、周囲にある化合物（水も）から水素を取って元通りになる可能性は高い。しかし、β線がすでに、その化合物の別の部分を破壊してしまっていることもある。どんなことが実際起るか、おそらく予測はできない。

　ストロンチウムはどうか。これは水（血流）に溶けて、$Sr(2+)$として、カルシウム$Ca(2+)$と似た行動をする。このことは第12章で述べる。おそらく、骨や歯に固定されると、なかなか排泄されない。そして、これが、骨髄の造

血機構などに破壊的影響を及ぼす。生体のあらゆる箇所で、微量ながらカルシウムは必要とされて、存在する。そうしたカルシウムをストロンチウムが置き換える可能性も無視するわけにはいかない。ストロンチウム (-90) は β 線のみを出すので、ホールボディカウンターには引っかからない。尿の分析などからある程度の推測はできるであろうが、組織的な測定は行われていない。また、子供の乳歯を集めて、ストロンチウム汚染の程度を推し量ろうとする試みもある。この後者は、汚染の広がり程度を検討する資料にはなるものの、現に進行している内部被曝の検討のためのデータにはならない。

5 準内部被曝

　生体には、異物を排泄しようとする機能がある程度備わっている。この異物には放射線そのものは含まれないが、放射線を出す物質は排除の対象になる。排泄機構には、体内に入ってしまったものではなく、いわば外面に付着したものを取り除くものと、体内に入ってしまって血流、リンパ流などによって運搬され、最終的に腎臓のような機構から排泄される場合とがあり、どちらに放射性物質が入ったかによって、体からの排泄（除染）の仕方が違う。後者の場合が、通常の内部被曝である。
　前者は、比較的除染しやすい。このような体表面への付着による被曝を準内部被曝と定義しておく。放射線の照射は、付着した組織に直接あたるので、その点では、内部被曝的である。この例の一つは、鼻血である。マンガ「美味しんぼ」で、大騒ぎされたが、これは、明らかに、極微小な放射性物質を含む粒子が鼻腔に入り、毛細血管に付着して、その細胞膜を破壊し、鼻血をもたらす。これは極低線量で可能である。鼻腔では常に粘膜が流動しており、微小異物を追出そうとしている。したがって、鼻血は、粘膜によって微粒子が追出され、血漿作用が働いて、血管細胞の穴を埋めれば終止する。鼻血を出した人が、汚染の少ない場所に避難すると、鼻血を出さなくなるが、また帰ってくると鼻血を出すという傾向がある。この原因はおそらく浮遊微粒子によるものと思われるので、そのようなものがない場所では起らないが、元の場所にもどれば、また起る可能性が高い。
　下痢という現象にもこうした傾向があるようである。すなわち、避難する

と下痢が収まるが、元の場所に戻ると下痢になる。これは、おそらく、口－食道－胃－小腸－大腸と続き肛門で排泄という消化器経路は、実際は外部に開いているので、放射性物質がこの経路に居る限り、いずれは肛門から排泄される。しかし、小腸を通る際には、敏感な小腸壁／大腸壁を破壊して下痢を起こさせる。幸い、小腸壁は、かなり頻繁に再生されているので、放射性物資が排泄されれば回復する。しかし、放射性物質を取り込み易い環境にもどれば、また起る可能性がある。

　ただし、放射性物質が充分に長く逗留して、DNA破壊までに進行してしまってからでは、簡単には回復できない。小腸ガンまでに進展する可能性がある。DNA損傷の修復はまた別な問題で、その概要は、落合著『放射能と人体：細胞・分子レベルから見た放射線被曝』（講談社、2014）を参照されたい。

第11章　放射性物質はどんな形で出て来るか

　原爆も原発も、主要部分 – 原料であるウランまたはプルトニウムと核分裂の生成物は、ほとんど同一である。詳細はウランとプルトニウムでは違うが、その違いはここで問題にはしない。

1　原爆の爆発時

　原爆はウランかプルトニウムを主剤とする。ウランの場合を考える。例えば、広島に落とされた原爆は、60kgのウラン-235を含んでいた。その他には、入れ物や構造を構成する通常の金属、鉄、アルミなどがあった。60kgの全てが核分裂したのではなく、たったの800g程度が核分裂し、爆発した。これだけのわずかな量で、あれだけ酷い結果をもたらした。

　原爆は空中で破裂し、爆風で拡散した。ここまでは空気のみとの接触（空気中の水分、炭酸ガスなどの影響もあるが、主として）であって、しかも高温であったので、ほとんどの物質は酸化されて、酸化物として拡散した。これが原爆の死の灰（Fallout）である。

　さて、最初に述べたように、爆発に参加した（すなわち、核分裂した）ウランは、わずかで、大部分のウランは分裂せずに、そのまま死の灰としてばらまかれた。したがって、死の灰の主要成分は、広島の原爆の場合は、ウラン-235、長崎の原爆の場合はプルトニウム-239であった。この他には分裂からできた放射性元素（の酸化物など）、そして原爆の容器の成分である鉄その他

の中性子によって変化させられて放射性になったモノなどが含まれていたはずである。

どういう形であったか。爆発の瞬間は異常な高温になったであろうから、すべてがほとんど瞬時に一旦は融解したと思われる。そして一部は気化した。それが、爆発によって周囲に吹き飛ばされ、すぐさま空気によって冷やされ、融解したものが微粒子になって拡散し、雨に包まれるか、雨滴に溶けて、落下するものもあった。この時の雨はこうした物質を含んでいたため、黒い雨となった。

多くの人は、この時発生した中性子、γ線を被曝した。外部被曝である。α線もβ線も出て来たが、大部分は大気中で吸収されて、地上の人々にまでは届かなかったと考えられている。死の灰の微粒子を吸入した人、または、黒い雨に汚染された水を飲んで放射性物質が体内に入ってしまい、内部被曝を受けた人もかなりいたようであり、先に図18、19で示したように、ウラン、プルトニウムからのα線が、70年前に被曝した臓器でいまでも観測されている。

2　原発から

原子炉の中は、核分裂成分は原爆と同じ種類のものであるが、原爆内の構造とは全然違う。ウラン-235の酸化物（UO_2が主）のペレットをジルコニウムでできた金属管に封じ込めた細い燃料棒が数百本あり、その間に入り込むようになっている中性子を吸収する（ホウ素B-10その他）ための制御棒、そしてそれが、圧力容器の中におかれ、水で冷やされている。水は冷却作用と、中性子の減速効果がある。水は通常は軽水（H_2O）であるが、特殊な原子炉（CANDUというカナダ製のもの）では重水（HDO, D_2O）が使われている。

(1) 通常運転下での原発から

原発は、通常運転下でも放射性物質を放出せざるを得ない。そして、それは法規上認められているのである。どうしてか。核分裂生成物のなかに、気体のものがあるからである。それは希ガスと呼ばれるもので、クリプトン（Kr）、キセノン（Xe）である。ヨウ素もI_2の形では気体である。こうした

物質は燃料棒から飛び出し、原子炉容器の中に充満する。これは原子炉中の圧力を増大させる。この圧力を低下させるために、ヴェントといって、気体を逃がすことを時々行う。ヴェントする前には気体は、水の中を通して、水に溶けるものを水に溶かし込み、ヴェントを通過して外へでて行かないようにしている。この過程で、セシウム、ストロンチウムなどは、水にとられて、外へは出ていかないことになっている。ヨウ素も I_2 が気体としてでていくが、一部は水と反応して、I-, IO-（一酸化ヨウ素）になって、水中に残る。

　もう一つ厄介なのは、トリチウムである。おそらくこれは主として水の形（HTO）であるので、水に通される時は、HHOに混じりあうであろうが、しかし、出て行く気体には水蒸気が入っているがその一部はHTOであろう。気体HTという形のものもある程度あるであろうが、これは気体としてそのまま外に出る。こうして、通常の運転下でも、クリプトン、キセノン、トリチウムなどの放射性物質（ヨウ素もすこし）は、時々放出されているのである。出て行く気体と共に、水蒸気ばかりでなく、微小な水滴も出て行くであろうから、それに溶けているセシウム、その他の放射性物質も微小量とはいえ、出て行っているものと思われる。

　通常、運転期間はだいたい1年間であり、その間に、燃料棒中のU-235は大方は消費されてしまう。そこで、運転は一時停止し、燃料棒を入れ替えるし、装置全体の点検も行われる。この間にも、核分裂はないが、放射性物質は大量に原子炉およびその周辺に存在し、周辺に拡散する可能性はある。

(2)　福島第一原発事故から

　今回の福島事故で、大量の放射性物質が放出されたが、どのような形で出てきたか、まだ充分な研究がなされてはいない。しかし、爆発直後には、水に溶けないガラス状の微小粒子が出たという研究と、その後の放出では主として、エアロゾルの形で出てきたという研究がある。

　原発構内に設置されたモニターでの記録に基づくと、もっとも大量に出て来たのは、キセノン、クリプトンなどの希ガスである。キセノンは、ウランの核分裂で、もっとも多くできるもので、しかも気体なので、もっとも出易いであろう。おそらくヨウ素も気体の形（I_2）でかなりの量が出て来たと思わ

れる。「量」の問題は第15章で検討する。爆発は、水素爆発にしろ、核反応に基づくにしろ、爆発物があった部位にその際あった物質を様々な形で吹き飛ばした。なにが、どのようにはは、温度、爆発力などの爆発の詳細による。

　1号機がまず爆発した（3月12日）。これは水素爆発とされている。次に3号機が。この爆発も東電は水素爆発としているが、大方の意見では、小規模の核爆発であったらしい（3月14日）。2号基は爆発はしなかったが、原子炉の破損から放射性物質を多量に放出した。

　まず、3月14/15日に茨城県つくば市で、空中から採取されたサンプルには、1μm（百万分の1メートル）以下の微粒子が大部分で、1〜2μmがその10分の1ぐらい、それに2μmほどの球状の微粒子がいくつか見つかった（足立ら、2013）。この2μmの球状粒子は、ガラス状で水に溶けないものであった。これには、Cs-134/137の他に、少量のFe(+3)（鉄）、Zn(+2)（亜鉛）、Mo(+6)（モリブデン）、Sn(+2)（スズ）など、そしてウランも含まれていた（阿部ら、2014）。2016年3月15日の時点で、東京で採取した放射性物質の研究結果が公表された（東京新聞、2016.06.27）。この研究によると、東京に落ちて来た放射物質の89%は、このように、ガラス状になった微粒子であったそうである。この意味することは後述する。

　4月4〜11日につくば市で得たサンプルでは、ヨウ素とセシウムが検討された。まずヨウ素は、ほとんどが、気体状態であったが、一部は微小粒子の形をとっていた。後者は、CsIなどの化合物の微粒子であろう。セシウムは、2.5μm前後の大きさの微粒子が大部分であった。これは、雨滴などに付着してできたと考えられた（大野ら、2011）。

　4月28〜5月12日にもサンプルが同じ場所で採集された。このサンプルでは、先に述べた2μm程度の球状粒子は見られず、セシウムを含むエアロゾルは、0.2〜0.3μmぐらいのものと、0.5〜0.7μmぐらいのサイズのものが大部分であった（兼保、2012）。7月初旬に福島市内で集められた空中サンプルでは、セシウムを含む粒子は、6μm前後の粒子と0.7μm未満の粒子のように、2つの生成過程が違うと思われる粒子群が見られた（小泉ら、2011）。

　さて、これらの様々な形体の微小粒子はどのようにして、福島原発の原子炉から出てきたのであろうか。冷却水が途絶えて、燃料およびその周辺の温度が上昇する。おそらく、まず燃料棒よりも制御棒の方が先に溶融し始めた

と思われる。つぎに燃料棒の被覆であるジルコニウムが、そして燃料棒本体が温度上昇に伴い、成分が単独でか、他の金属と合金的なものを形成してかして、金属系のものは、温度がUO_2の融点2800度ほどを凌駕した時には、溶融し、かなりの成分（沸点が比較的低いもの；酸化セシウムその他）は気化した。溶融したものには、様々な成分が混合しており、爆発に伴い微小粒子として拡散、その一部は、再溶融（焼鈍という）してガラス状の球粒子になった。ガラス状のものは、ホウ素やコンクリートからの珪素酸化物から成ると思われる。これが、初期に観察された2μmほどの球状粒子であろう。

なお最近の研究で、浪江町の土壌から、もっと大きい100μm前後の不定形の粒子が見つかり、やはり珪素を主としたガラス状のものだが、これには、ストロンチウムが検出された（阿部ら、2016）。おそらく、その後の放出は、これより少し温度が下がった状態のデブリから気化しやすい物質（ヨウ化セシウム、塩化ストロンチウムその他）が気体状になっていたものが、原子炉内の圧力により、気体放射性物質とともに吹き出し、水分その他の成分（炭酸根、硫酸根など）と結合してエアロゾルとして放散したものと考えられる。このような出方は、爆発がなかった2号基で起った。もちろん、こうした拡散の仕方は1号機、3号基での爆発の際にはより強烈に起った。

なお、文科省は、9月30日には、事故現場から45kmほど離れた福島市の数カ所の土壌からPu-238/239/240が発見されたと発表した。なお、U-238、Pu-239などは、カリフォルニア州や太平洋中の米国環境保護省のモニターでも観測されていた。セシウム同様に重要な核種ストロンチウムについてのデータはあまり発表されていない。

なお現在でも、福島原子炉からは放射性物質は出続けている。時々、福島を始め、日本中の空間線量モニターが突如上昇し、モニターの計時変化グラフにスパイクが現れることがある。かなり短時間だが、放射性プルームが現在でも時々でていることを示す。メルトダウンした原子炉中の燃料デブリを冷やすために、毎日300トンほどの水が注がれているが、デブリに接触して汚染され、その多くは捉えられずに、海洋に注いでいる。西側の山から来る地下水は、原子炉建屋の汚染された地下を通り、それ自身が汚染されてやはり海に注いでいる。トータルとして、日に500トンほどの汚染水が海洋に流されている。

第12章　どの核種がどのような健康障害を起すか

　ウラン-235、プルトニウム-239の核分裂によって生じる放射性核種は、200ほどある。その全ての人体への健康への影響（内部被曝）がどのようなものであるか、まだ充分には解明されていない。

　また、ウランなどが中性子を取り込んで、超ウラン元素——プルトニウム、アメリシウム——なども同時にできる。また原子炉では、その素材である金属や減速冷却水に含まれる成分が中性子と反応して放射性核種に変換する。主なものには、鉄（Fe-57）や亜鉛（Zn-67）など。コンクリート成分中のシリコーンのラジオアイソトープも出来る。

　これらの核種は、核として振る舞うのではなく、それを含む原子、イオン、化合物の形で存在し、化学的性質に基づいて行動する。

　後節で検討するように、原爆爆発、原発事故でどの核種がどんな形で放出されるかによって、まずそれが体内に入った時の行動が、同じ核種でも、かなり異なる。

　様々な形体がありうる（第11章参照）が、3種ほどに分類できるであろう。
　（1）独立の分子または原子として振る舞う。
　（2）は化合物で、混合物または単独としてエアロゾルに含まれる。これらは、体内では別々の化合物として行動する。
　（3）は化合物の形体ではあるが、非水溶性の微小粒子に包含されている。1核種ばかりでなく、かなりの数の核種の混合物である場合が多い。この場合は、各核種が独立に振る舞わず、微粒子が行動主体である。

1 単体として振る舞うもの

　まず希ガス元素：クリプトン（Kr）とキセノン（Xe）、ラドン（Rn）（これは天然に存在）がある。これらは、原子状ガスとして振る舞うので、原爆、原発から放出される場合は、もっとも遠くにまで拡散する。これらは、通常運転下でも、ヴェントとして時折放出されている。しかし、他のものと結合しないので、大方は無視されている。核分裂放射性核種としては、もっとも大量にできるのが Xe-133 なのだが。Xe-133 は β 崩壊して安定な Cs-133 になる。こうした希ガスは、結合はしないが、呼吸で吸い込まれると、気管支の内壁の粘液などに溶け込むことがあり、そこで気管支に放射線を照射する。肺にまで取り込まれることも、もちろんある。

　ヨウ素は、I_2 という分子状の気体として原爆、原子炉から出て来る。しかし、水分に触れると、水と反応して I、IO の形になる。または、燃料棒中で、例えば、Cs と反応して CsI になることもある。放射性ヨウ素（I-131 など）が、どのような形で、体内に入りこむか、ここに述べた様々な形で入るであろう。いずれにしても、陰イオン（I）の形で血液に、そして甲状腺に入り、チロキシンなどの甲状腺ホルモンに取り込まれる。そのために、非常に放射能の高い（半減期の短い）I-131 の放射線により、構造上の異常（結節やのう胞）、そして腫瘍へと発展する。

　トリチウムは、大部分は、HT とか HTO の形で出てくるであろう。HTO（トリチウム水）が飲み水として直接体内に入り、体内の水と混ざりあう。そして、代謝反応に関与して、様々な生体物質に取り込まれる。というのは、あらゆる生体化合物には水素が含まれているので、トリチウムはその水素として化合物に取り込まれる。また、トリチウム水は土壌から吸い上げられて、植物に入り、光合成を通して、炭水化物に取り込まれることもある。いずれにしても、こうした生体化合物に取り込まれたトリチウムは、なかなか排泄されず、体内に留まり、その間、放射線（ベータ線）を出し続ける。単に水として取り込まれ、水のままで、また排泄されることもある。

　どのような臓器にトリチウムの影響がでるか、まだ充分な組織的な研究は見当たらない。ただ、経験則的には、トリチウムは、血液やリンパ液で運ば

れることで、そこにある造血機構やリンパ球などの免疫機構にその影響が現れるようで、原発周辺で見られる白血病にはトリチウムが関係していると考えられている。

2　非水溶性微小粒子の場合

　水に溶けない微小粒子は、そのままで、粒子径にもよるが、鼻を通して鼻の内面、気管・肺に、そして、おそらく肺に沈着するであろう。一方、口腔から、食道、胃、小腸、大腸と進む経路もある。この場合、そのまま、直腸から外へ排泄される可能性もあるが、胃や小腸の内壁から、微粒子のまま取り込まれることもある。微粒子であるから、小腸壁からとりこまれて、おそらく血流で運ばれるであろうが、やがて、どこかに取り込まれ、細胞内か、組織や臓器のひだのような所に沈着することがある。この現象は、この微小粒子の表面の化学的性質に依存するであろうが、正確なことはなにも言えない。最終的には、腎臓での濾過装置で、濾過されずに、腎臓に滞留することが多いであろう。いずれにしても、沈着した場所にかなり長時間滞留する可能性がある。

　このような微粒子に含まれるのは、1種類とは限らず、数種類の場合が多いであろう。含まれる核種により、α線であったり、β線もγ線も出るであろう。定着した箇所の周辺を照射する。こうした非水溶性の微粒子として、Csその他を含むものが、福島事故からの放出物の中に見つかっている（球状微粒子：第11章参照）。ストロンチウムやその他のものも、こうした形で放出されうるが、まだ充分な研究例はない。

3　単独の化合物またはイオンとして

　エアロゾルのような微粒子は、水に遭遇すると、可溶性内容物は水に溶ける。それが、飲み水に入ったり、植物に吸収されたものを人間が摂取し、胃壁、小腸壁から吸収されて肝臓を通り、血流に入り、体中に運ばれる。そして、どのように挙動し、どの組織や臓器に取り込まれるか、その後どうなるかなどは、化学的性質に基づく。

またエアロゾルとして、吸入されることもある。これは口腔に吸着、気管支壁に吸着し、その水に溶け、単体の化合物型になるか、それを通り越して肺にまで到達するかする。そして付随する血流に入り込むこともある。

(1) セシウム

もっとも良く知られているのが、セシウム（Cs-134、135、137など）である。質量数に無関係にセシウム元素として振る舞う。血流中では、Cs(+)イオンの形を取る。そして、これが、周期律表の2つ上にあるカリウムKと似た性質をもつので、K(+)と似た挙動をする。K(+)は生体に必須であるが、Cs(+)は必須ではない。K(+)は必須なので、生体はそれを扱う機構を備えている。Cs(+)にはそのようなものはない。したがって、Cs(+)はK(+)を扱う機構によって処理されることになるが、Cs(+)はK(+)よりも25％ほど大きい。Na(+)とK(+)は生体内で、細胞を出たり入ったりして、電気信号を作り出したり、必要に応じて、腎臓から排出されたりするが、それには細胞膜を透過するチャンネルやポンプが介在する。Cs(+)もK(+)と同様に、そうしたチャンネルを通過しようとするが、チャンネルはK(+)またはNa(+)に特化しているので、大きなCs(+)は通過しにくいか、またはそこにつかえてしまう。そこで、そのような場所に滞留する傾向がある。

そうしたチャンネルの多い、心臓組織や腎臓などに滞留しがちで、その組織を破壊する傾向がある（図20参照）。Csはその他に骨格筋、甲状腺、脳などに濃縮されやすいようである（図17、21参照）。腎臓中セシウムは非常に高い濃度にまで達する（大人で193±25Bq/kg、子供で645±135Bq/kg（バンダジェフスキー、2011）。多くの場合、糸球体の毛細血管ループが壊死する。そしていずれは、溶解し、空洞になる（バンダジェフスキー、2015）。

(2) ストロンチウム（Sr）

ストロンチウムは元素の周期律表では左から2番目の欄に属し、マグネシウム（Mg）、カルシウム（Ca）、ストロンチウム（Sr）、バリウム（Ba）、ラジウム（Ra）と続く。マグネシウムもカルシウムも生体には必須な元素であ

り、生体中で広く使われている。とくにマグネシウムはあらゆる細胞に必要で、身体全体に分布している。カルシウムも体全体で必要とされていて、全ての細胞、細胞間に存在するが、その量は、実は、あまり多くないが、必須である。しかし、人体内のカルシウムの90％は骨と歯のなかにある。骨・歯は化学的にはリン酸カルシウムである。

　ストロンチウムは上述のように、元素周期律表でカルシウムの直ぐ下にある。ということは、カルシウムと似た性質をもち、Ca(+2)、Sr(+2) として似た行動をする。しかも、大きさはあまり違わない（直径：Ca(+2) =200pm、Sr(+2) =236pm）。したがって、ストロンチウムは、骨、歯に多く分布する。そして骨髄にある造血器官に影響を与える。

　また、微量ながら、体全体に分布するカルシウムの一部を置き換える可能性がある。これらのカルシウムは、様々な生理機構で必須の役割を担っている。脳細胞間のシグナル伝達、細胞内のシグナル伝達、細胞分裂、筋肉運動、出血時の血液凝固などなど多彩である。こうしたカルシウムがストロンチウム（放射性）で置き換えられると、その部位の生理機構が破壊される可能性がある。しかし、これは、体内のカルシウム対（入って来た）ストロンチウムの存在比によるので、圧倒的に少ないストロンチウムが、こうした場所のカルシウムを置き換えることは、あまりないであろう。可能性ゼロではないが。

(3)　その他の放射性核種

　以上議論した核種以外にも200種ほどの放射性核種が原子炉（原爆）で出来るし、事故で放出される。核分裂生成物の主なものは付表1（巻末）に示してある。これ以外に、通常の元素が中性子を吸収して放射化したものも含まれる。例えば、炉を作る鉄（主として非放射性Fe-56だが少量の非放射性Fe-57, Fe-58もある）がFe-59になったものとか、コンクリートの成分のシリコーンの放射化したものSi-31などもある。また冷却水に含まれる亜鉛の放射化したものZn-65とかZn-69もある。この他にウランが中性子を吸収して出来る超ウラン元素：プルトニウム、アメリシウム、キュリュウムなどもあり、これらは、概して長い半減期を持つ。

　このように、多数の核種が、どのような形（化合物）で、どのような形体

（微小粒子としてかなど）で、どの位の量が放出されるかは、充分なデータはまだ得られていない。データがないだけで、出ていないわけではないが、それらにどう対処すべきかは、判断の根拠が少ない。

鉄（$Fe(+2)$、$Fe(+3)$）、亜鉛（$Zn(+2)$）、銅（主として$Cu(+2)$）などの生体に必須の金属元素の挙動はかなりの程度判明している（たとえば、Ochiai, 2008）。これらが中性子によって放射化されたものも、化学的には同様に振る舞うので、どのような組織で、どのような分子と結合するかといったことはある程度推測できる。

ウラン、プルトニウムなども、金属元素であり、$U(+4, +6)$とか$Pu(+4)$のような形で、主として酸化物の形で放出される（UO_2、PuO_2など）。そしておそらく、体内では胃酸などに溶けて、$U(+4)$や$UO_2(+2)$の形で、血液に入ると考えられる。プルトニウムも同様。ただし、口腔から摂取した場合、消化管系からの吸収率はあまり高くない、せいぜい２％ほどという研究データはある。そして、これらの金属性陽イオンは、血液中の鉄などを運ぶタンパク質、例えば、トランスフェリンやフェリチンに結合することがわかっている。また核分裂生成物であるルテニウム、パラジウムなどの金属元素も同様である。これらは鉄、銅、亜鉛などの金属元素と似た行動をとるものと思われる。ということは、こうした金属元素が機能する酵素やタンパク質などに結合し、そうした酵素やタンパク質が作用する場所に行くであろう。ただし具体的にどの元素が、どの組織、臓器に行くか、そしてどのような作用を及ぼすかなどについては、まだほとんど情報が得られていない。

核分裂生成物中、かなりの量が発生するモリブデン（Mo）は、生体に必須の元素の一つであり、モリブデンを必要とする酵素の多くは、肝臓にある。したがって、放射性モリブデン（Mo-99）は、肝臓に濃縮される可能性が高い。

放射性カドミウム（Cd-113）も核分裂でかなりの量が出来る。そしてカドミウムは、元素周期律表で、生体で広く用いられている必須元素亜鉛（Zn）の直ぐ下に位置する。だから、カドミウム（非放射性、放射性に関係なく）は、生体分子（特に酵素）に結合している亜鉛を置き換える。これが、非放射性カドミウムの毒性の原因であり、放射性カドミウムも同様に振る舞うであろう。そして、結合したタンパク質をいずれ破壊するであろうし、その周辺に存在する生体分子をも破壊する。また、カドミウムは生体内で、$Cd(+2)$の形で

行動し、イオン半径（95pm）もカルシウム Ca(+2)(100pm) に近いので、体液中ではカルシウムに似た挙動をし、骨に入る。これ（非放射性カドミウム）が、骨をもろくして、イタイイタイ病の原因（非放射性 Cd による）になった。放射性の Cd(+2) はしたがって、Sr と同様に、主として造血機構にも影響する。

第13章　放射能汚染の度合、除染、人体からの除染

1　放射能汚染のやっかいさ

　チェルノブイリにしろ福島にしろ、原子炉が事故を起こし、そこにあった様々な放射性物質をまき散らし、環境を汚染するという現象が起きた。一度出てしまったものの回収は不可能である。特に放射性物質の場合は、気体状態か、微小粒子として排出されるので、広範囲にしかも均一ではなく、バラバラに分布する。その量たるや、極々微量で通常のセンスでは捉えられない。しかし、放射能（Bq値）としては大きく出るのである。

　まず、どのぐらいの量の放射性物質が福島事故から放出されたのであろうか。政府発表の公式データでは、セシウム（Cs-134/137）は、3.3×10^{16}Bqとされている。通常の単位の量にするとどのくらいか。およそ10^4g=10kgです。実際は、この数倍であったと考えられるが、それにしても、こんな量のものが、福島、日本列島、太平洋そしてアメリカ大陸へと拡散した。

　ヨウ素（I-131）はどうであろうか。政府発表の1.6×10^{17}Bqという数値に基づいて、計算してみると、たったの35gである。数倍あったとしても、100g程度でしかない。こんな少量が大気に拡散したのに、その影響はかなり深刻である。

　これらは原発で出来る比較的量の多い放射性核種の例である。もちろんこれ以外にも200種ほどの放射性核種が出たのだが、この例に見られるように、地球規模までに拡散したものであるから、通常の感覚からすると、極く微量

と言える。しかるに、放射能としては莫大な量になる。これが、放射性物質の基本的な性質の一つで、環境に拡散してしまったら手に負えない原因なのだ。

たとえば、土壌汚染で50,000Bq/kgという場合を考えてみよう。これがCs-137によるとすると、この土壌1kgに、どのくらいのCs-137が含まれているのだろうか。1.5×10^{-6} gである。約100万分の1g。こんな重さを測る器械すらない。これが1kgの土壌にどのように分布しているのか。これもわからない。均一に分布していることはおそらくないであろう。

さて、現在の規制基準では、食べ物については、100Bq／kgである。そこで、このモノを500g食べたとする。そして、放射能はCs-137だけによるものとする。あなたは何gのCs-137を体に取り込んだのだろうか。上のような計算から、約10億分の1gという極微量となる。なおこの計算は、この食べ物中に、Csが均一に分布していると仮定した結果だが、実際はそうではないかもしれない。たまたま食べた500gに100Bqすべてが含まれていたかも知れないし、逆にゼロだったかもしれない。しかもこれは自分で、食べる前に1kgについて測定した結果に基づいての議論である。市販されている品物が100Bq/kg（これは市販はされないが）とはいっても、おそらく市販製品からサンプルを取り出して測定したものであろうから、自分で食べたものが本当に100Bq/kgであったかどうか、なんの保障もない。これは微量の放射性物質が均一に分布していないことが原因である。

こうしたことを考えると、食べるものの汚染度は、どのくらい信用していいのか、はなはだ疑問である。なお、福島事故後の食物の汚染度の纏めは例えばhttp://onndannka.cocolog-nifty.com/blog/ で見られる。

2　除染は移染

さて、50,000Bq/kgの土壌を除染しようとして、規定通り、上部5cmを削り取ったとする。100％取り除くことは可能だろうか。先ず上部5cmにしかCs-137が分布していないと言えるだろうか。また、機械で削り取る時にはみだして残る部分があるが、それにこの微量のCsが入っていないという可能性はゼロなのか。削り取る瞬間に埃となって、他の部分へ飛んで行くこと

はないのか。おそらく、このような除染で、100%取れることはない。何%とれるか、とても推定もできないし、それぞれの場合によって異なる。多くのケースで、よくて50%位とれればよいようである。最高で、70%ぐらいとか。もちろん、放射性物質は、取り除かれた土壌に入っているのであって、無くなったわけではない。フレコンバッグに移し替えられたに過ぎない。

　高圧水による除染はどうだろう。たとえば、こんな微量はコンクリートのひだの中に入っている可能性が高い。それは高圧水で除けるだろうか。除けるとして、水と一緒に流されたその微量物質はどこへ行くのか。この方法では、高圧水で洗われる箇所が一応除染するかに見えるだけで、その水の行く所へ放射性物質が移動したにすぎない。良く言われるように、除染は移染にすぎないのである。

　森や林に迷い込んだ放射性物質を取り除く方法はあるのか？　取り除けないとする（実際、日本ではこの面の除染は行われていない）と、どのような弊害があるか。もちろん、その地はいつまでも汚染されたままではあるが、汚染物質は、雨に流されたり、地下水に混じって流れ下ったり、風で飛ばされたりして、周辺に拡散し、周辺を再汚染する。除染作業で得られた汚染物は、莫大な量になるし、増え続けている。これをどう、どこに処置するか。明確な答えはない。

3　身体除染

　体内の放射性物質の除去（身体除染）こそが、もっとも効果的な除染である。しかし、これが非常に難しい問題である。今のところ、かなり有効とされている唯一のものが、リンゴなどのペクチンである（Yablokovら、2009の13.2節）。ペクチンは、グルクロン酸などに富む多糖類の混合物で、植物の細胞膜などに含まれている。これに付いているカルボキシル基や水酸基などが、陽イオン（Cs(+) や Sr(+2) など）を結合し取り込んで、それが大腸経由で排泄される。これは「小腸吸収剤」と呼ばれ、消化管内にある陽イオンを排泄するが、陽イオンがすでに血管や他の臓器・組織に入ってしまってからでは有効ではない。それはペクチンそのものが、胃・腸壁から吸収されにくいからである。

ベラルーシのゴメリ地区にあるスヴェトゴルスク市の子ども達を使った実験で、ペクチン製剤（5gずつ1日2回、3週間投与：この間汚染されていない食物を通常のように取って）を摂取した650人の子供達では、Cs－濃度は、63％減少した。これに対して、プラセボを与えられた子供達では減少率は14％であった。他の研究では、ペクチンを用いた場合、Cs-137の平均生物半減期は27日であったのに対して、ペクチンなしでは、69日であった。

　プルシアンブルー（フェロシアン化第二鉄を主成分とする人工顔料紺青のこと）がもう1つのCs排泄を促進するものである（CDCサイト）。これも、Csが消化管内にある場合に有効である。プルシアンブルーのK-塩は水溶性なのにたいして、Cs-塩は不溶性である性質を利用している。プルシアンブルーは汚染水・土壌の除染などには使われている。

　体内からの放射性物質の除去法を見つけ出すことは、化学者の重要な役目であろう。しかし、これは非常に難しい。まず通常，体内にある放射性物質の量は超微量であり、通常の化学的測定はできない程度である。このような微量物質に特定的に結合し、しかもそれを排泄され易くする必要がある。上に述べたように，放射性物質が腸管内にある場合は比較的やり易い。しかし、血管や内蔵に入ってしまうと、とたんに難しくなる。その上、注目はされていないが、放射性物質はCsやSrだけではない。

　プルトニウムは、毒性が強い（それは半減期が比較的短い（といっても2万4千年））ので、Bq値が比較的高いこともあり、その排泄を早めようとする研究はされている（青木、渡利、1996）。こうした金属元素には、いわゆるキレート化剤という形の化合物が強く結合する（本章の最後の注を参照）。そこで、様々なキレート化合物が合成され、試されている。広く使われている（食品にも）キレートにEDTAという化合物がある。これはプルトニウムであれ、鉄であれ、強く結合するので、可能性はあるし、金属元素毒物の解毒剤（放射性によるのではなく、化学的毒性の）としても用いられている。この化合物を少し加工して、もっと強くプルトニウムに結合するキレートとして、DTPAなる化合物が作られ、プルトニウムの排泄作用が検討された。実験動物ではある程度の効果は実証された（青木、渡利、1996）が、キレート化剤は、生物に必須の金属（鉄、銅、亜鉛など）も強く結合してしまうので、そのための毒性（必須金属の欠乏）も看過できないようである（青木、渡利、1996）。

もうひとつ、体内除染とは意味が違うが、汚染地を離れて、汚染されていない食料をとることによって再汚染がないために、内部に入ってしまった放射性物質が、通常の排泄機構を通して排泄され、結果として、除染と同じ効果がえられることは当然である。汚染地に居続けて、汚染物を摂取し続けると、放射性物質が排泄以上に入って来るので、いつまでも、内部被曝を受け続けることになる。

　放射線によって生じるフリーラジカルを取り除くための化合物がいくつかある。これら、例えばビタミンCを摂取することは、ある程度の効果が期待できる。このような物質には、フラビンの誘導体、ポリフェノール、S-Hを含む化合物（グルタチオンなど）などがある（落合、2014参照）。

　非放射性のK-製剤（KI=ヨウ化カリウムなど）が、甲状腺ガン防御に処方されるが、これは除染ではない。非放射性のヨードを与えて、放射性/非放射性ヨードの比率を下げて、甲状腺に取り込まれる放射性ヨードの率を下げようとするものである。このことが、日本人は海藻をよく食するので、甲状腺ガンにかかりにくいという、福島県の健康管理者達、山下俊一氏らの主張の根拠でもある。というのは、海藻はヨウ素を含んでいるから。海藻を取ることによって、日本人が本当に他国人と比較して充分なヨウ素を体中に持っているかどうかは検証されていない。現実は、福島の子供たちに甲状腺ガンが多発していることは事実である。

　　注　キレートについて：金属、特に鉄とか亜鉛、銅などの金属は、陽イオン（＋2とか＋3）の形で、水中には存在するが、これらは、配位子という特定の化合物と特定な形で結合する。生体の中では、鉄は、例えば、血液の中にある酸素を取り込むヘモグロビンというタンパク質の中にあるヘムという特別な形のものに囲まれて結合している。この例のように金属（陽イオン）に結合するものを配位子といい、まとわりつく形で結合することをキレート（挟み撃ち）するという。そのような化合物をキレート剤という。それは1個の化合物の中に、いくつか（4、6、8）の金属に結合する部分をもっていて、それらが1個の金属原子を取り囲むように結合する。EDTA (ethylenediamine tetraacetate) には、金属に結合する2個の窒素原子と4個の酸素原子があり、それらが1個の金属原子を囲むように結合する。EDTAは広く使用されていて、市販のサラダ・ドレッシングなどにも含まれる。DPTA (diethylenetriamine pentaacetate) は、EDTAよりも多くの金属結合部位（8）をもっている。なお、ヘモグロビン中のヘムそのものは通常はキレート剤（人工物）とは看做されていないが、鉄とキレート剤類似の結合の仕方をしている。

第14章　天然の放射能と人工の放射能

　原爆、原発事故からの放射性物質は、主に、天然には存在しない核種である。一方、天然にも、様々な放射線源がある。

　天然にある放射線には、宇宙線（太陽からのものも含めて）と地球上に存在する放射性同位元素からの放射線がある。地球ができた初期のころには、宇宙で発生したかなり多数の放射性同位体を含む多くの核種があった。その大部分は、半減期が短いので、生物が発生する以前に大部分消滅した。45億年後の現在まで残っている放射性同位体は多くはない。主なものは、ウラン（U-235, U-238）、トリウム（Th-232）、カリウム（K-40）などである。そのほか、ウラン、トリウムがα崩壊する過程で生じるラジウム、ラドン、ポロニウムなども天然に存在する。また宇宙線によって、放射性同位体が作られ続けているものもある。その例には少量のトリチウム（H-3）、炭素（C-14）がある。

　地球上の生命は、これら天然の放射線の存在下に進化してきた。そこで、大方の論者は、生命は、こうした天然放射線に対する防御機構を獲得してきたと考える。しかるに人類は、核利用（軍事・平和的とも）によって、人工的な放射性物質を作り出した。これらの人工放射性物質に対しては、生物は、防護機構をまだもっていない。このように論じて、放射能の生命への影響は、天然物と人工物とでは根本的に違うと考えている。

　この考え方では、生命は、進化の過程で、例えば、Kが必須なので、K-40も取り込まざるを得ないが、これが放射性なので、その影響をうけないように、速やかに取り込み排泄するように扱うことを身につけたと主張すること

になる。この論理は明らかに間違いなのだが、このように信じる人達が多い。間違っている理由は、いかに速やかに出し入れしようと、いつも一定量のK(-39、40、41)は体内にあるので、K-40も常に一定量あり、その放射能の影響は、出し入れの速度に無関係に常に一定程度あるからである。

放射線の存在を、生物は感知することができない。だから、影響を及ぼす放射線の原因物質を認識してなんとか対応しようにも、認識できない。例えば、上の例でいえば、K-40をK-39とは違うようだ、前者は放射線を出すのに後者は出さない、K-40は取り入れないようにしようなどということはできない。生物にできるのは、放射線の影響で、破壊された部位（は認識できる場合がある。例えばDNA）をなんとか修復する機構を身につけることだけである。

K-40に関して良く議論されるのは、Cs-137（134も）がK-40と化学的に類似しているので、Cs-137が体内に入り、例えば、60Bq/kgぐらいの量ならば、K-40を許容できる体なのだから、Csによる放射能も同様に許容できるはずだから、問題にする必要はないという考えである。これに対する反論の一つは、K-40は天然物で生物は対処できるが、Cs-137は人工物なので、対処できない。だから同程度の放射能であろうと、Cs-137は有害であるというものである。この反論は無意味である。

この問題は、生物が化学的にどの元素を必須としているかということが原因なのである。Kは、生物が海洋で発生したこともあり、あらゆる生物に必須、しかも、体のあらゆる場所で、ほとんど同じように利用されている。それに対してCsは必須ではない。だから、環境にCs（非放射性）はあるので、生物はある程度体内に取り込んでしまうが、幸い化学的にはあまり有毒でないので、許容されている。しかし、特定箇所に（非放射性）Csが余分に加えられると、毒性が発揮されることがある。Csが体内に入った時、生物はCsを取り扱う機構をもっていないので、Kを取り扱う機構で取り扱うが、Cs(+)はK(+)よりかなり大きい（イオンの直径：K(+) =276pm、Cs(+) =340pm (pm＝ピコメートル＝10～12))ので、充分に取り扱えない。K(+)が通るチャンネルではCs(+)はつかえてしまうか、すみやかには通れない。この違いは放射能とは無関係で、化学的性質のレベルの違いである。

それゆえ、天然のKが、体内でほとんど均一に分布するのに対して、Cs

はある箇所に濃縮しがちである。また、原発事故などから放出された物質は、多くの場合、微小粒子の形で出てきて（第12章参照）、その形のままで体内に吸収されることもあり、体内では均一に分布することはなく、特定箇所に濃縮する傾向がある。ウクライナの医師、バンダジェフスキーは、チェルノブイリ事故の放射能による死者の内臓を解剖して、各臓器のCsの放射能を測定した。その結果は図17に示した（バンダジェフスキー、2011）。

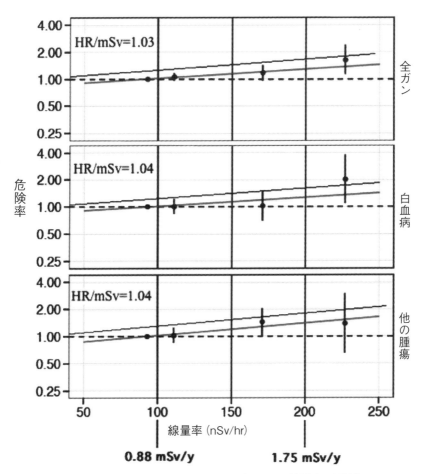

図23 スイスの子供達のガン発症率とバックグラウンド線量率の関係
(Spycherら、2015)

天然にある放射線は本当に生物に影響しないのだろうか。実は最近になって、天然の、いわゆるバックグラウンド放射能も有意な障害を及ぼしているというデータがぽつぽつ発表されるようになってきた。その1例を図23に示す。これは、スイスに住む子供たち（全員）についてのガン発症危険率と、スイスでのバックグラウンド放射線量との関連である（Spycherら、2015）。2mSv/y以下で、危険率は線量率と直線関係にある。この図中、直線で示されているのが、原著者達の引いた線であり、これは、90nSv/hrがバックグラウンドレベルの最低値だったので、それを基準に計算したものであるが、波の線は、それをバックグラウンド値ゼロで、危険率0と仮定した場合の直線である。バックグラウンドによる外部被爆の影響が、有意に様々なガンを誘発することを示している。

　もう1例は、イギリスでの研究である。小児白血病を患った2万7000人と非病者との比較を、生育している土地での自然放射線レベルと関連づけてみたら、累積線量が5mSvを超えると、発病リスクが1mSv毎に12％増えていることがわかった（Kendallら、2012）。

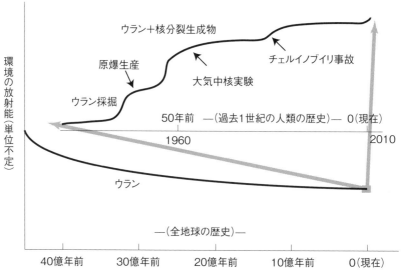

図24　地球上の放射能の変遷 - 概念図：下部は全地球の歴史；上部は最近3/4世紀

放射線は、天然にあるものからであろうと、人工的に作られたものからであろうと、同様に作用するのである。天然にあるものの影響は、比較的軽度で（ということは、低線量で）、通常は人々に意識されるほどの影響は与えていない。いや与えているのだが、それを特別視するような上記のような研究を除いて、意識にすら上っていないだけである。天然放射性物質に新たに人工放射性物質が大量に上乗せされたため、悪影響が急速に拡大しているのである。

　ところが、20世紀後半から、人類は原爆・原発を作り出し、それが否応なく作り出す大量の放射性物質を、意図的（原爆）にか、意図せず（原発）に環境に放り出したために、放射性物質は地球上に急激に増えた。どのくらい増えたか、まだ充分に検討されたことはない。図24は、その概略の概念図を示す。下部は、地球形成時からの放射能の変化をウラン-238（半減期45億年）を代表として示している。地球上にある天然の放射性物質からの放射線は徐々に減少している。一方上部は過去1世紀弱の放射能の変化の概念図であり、数値そのものは不明であるが、原爆、原爆実験、チェルノブイリ原発事故、福島事故などなどによる放射性物質の放出のあらましを表している。地球上の生命は、1世紀弱前から急に上昇した放射能に対応せざるを得ない状況に追い込まれている。しかも、生命は充分な対応手段を持ち得ないのである。

第2部の結論

　さて、原発が現在の数で今後1世紀間ぐらいに推移するか、更に増設されて現在の2倍程度になるか、予測はできないが、現状通りだと仮定しておこう。現在稼働している原発もやがては老朽化し、廃炉にはなる。それまでに、どの位の量の放射性物質が作り出されるか。現在地球上には440基の原子炉がある。その1基は、1年間の運転で、広島型原爆1000個分の放射性物質を作り出す。これより少ない原発もあるが、この数値で概算して見る。平均稼働率を低めに見積もって、年に200基とすると、30年後には、200×30×1,000=6,000,000、すなわち広島型原爆の600万発分の放射性物質がさらに地球上に作り出されることになる。50年後には、1,000万倍。これはすでにある量（はっきりしないが、おそらく広島型原爆の1,000万発分ぐらい）に加えてである。

　こうして原発内で、膨大な量の放射性物質ができてしまう。これら全てを、完全に生命に影響のないように保持できれば、問題はないがそれはとても無理。その上、通常運転下での放出、事故による放出がある。それに、これまでは、なんとか拡散しないで保持できていた廃棄物も、処理の仕方が解決しないまま、増え続けて、保持が困難になり、例えば、海洋投棄などが増える可能性がある。また老朽化した原子炉の事故も増えるであろう。すなわち、事故があろうがなかろうが、いままでよりも、環境に出される量は、格段に増える可能性が大きい。

地球上の生命も地球それ自身（地殻、土壌、大洋などなど）も全て化学物質でできており、化学反応のエネルギーで動いている。そしてこのエネルギーは核力から派生する放射線のエネルギーと較べると桁違いに小さい（100万分の1レベル）。そのため、地球上の化合物（分子、生命中の分子ももちろん）は、放射線に曝されると、その力に抗しきれずに破壊される。地球的な生命は、地球のような、放射線にあまり曝されていない幸運な天体にしか存在できないのである。例えば，人間が太陽に近づけば、もちろんその高温で一瞬のうちに消失してしまうが、それに到達する途中、宇宙線（高エネルギー放射線）に晒されれば、その影響で死を免れない。太陽のような恒星や新星は核力の支配する世界で、地球的生命どころか、通常の意味の物質（原子が組み合わさって出来ている）は存在できないし、それが発する放射線も生命と相容れない。そんな放射線を出すものを、人類は地球上に作り出してしまったのである（落合、2016：「核リポート」朝日デジタル版、2016）。

第3部 放射能安全神話の検討

福島第一原発事故が起ったことで、日本にそれまで蔓延していた、いわゆる「原発安全神話」は崩れさってしまった。しかも、当事者達の安全に対する無責任さも浮き彫りにされた。それにも拘わらず、原発を保持したい側は、今回の事故ぐらいの放出量での低線量では、健康への影響は危惧するほどではない。それを心配して悩むほうが、健康には良くない――くよくよするなと宣わっている。これを、放射能安全（安心）神話と呼ぶ。

　そして、放射能の専門家を名乗る人達が、様々なウソを声高く叫んでいる。安全神話の最たるものは「福島安全宣言」なるサイトで、原発から20km内の安全も宣言し、再考を政府に促している。その根拠を提供しているのが、『決定版　福島の放射線衛生調査』（高田純著　医療科学社、2015）なる書物で、放射能の影響を完全に否定している。本書第1、2部を読めば、これらのウソは容易く見破ることができるであろうが、放射能安全神話の根拠なるものが間違いであることの理由をここで簡単に論じる。なお、第2章での福島（日本）の現実も同時に考慮に入れていただきたい。

第15章　福島事故からの放射性物質の放出量は低く、被曝線量も低い——は正しいか？

　東電福島第一原発の事故に伴って、どの位の量の放射性物質が放出されたのか。まず、事故当時、原発の敷地内数カ所に設置されていたモニタリングポストの観測値とその時系列を分析して、東電が放出量を推算した。その数値が保安院から、正式な数値として発表された。政府その他の公式のデータはこれに基づいており、計測の仕方から明らかなように、大気中への放出量である。

　放射性物質の放出は、大気中へばかりでなく、水（周囲にある澱みにある水その他や海洋へ直接にも）へも放出された。また、これは過去形でなく、現在でも放出は続いている。水系への放出も含めた2011年3月末までの全放出量の推算値は、Povinec/青山ら（2013）によってなされたデータを含めて、山田、渡辺によって提出された（表4）(山田、渡辺、2014; 渡辺ら、2016)。それによれば、2011年3月末日までの放出量で、チェルノブイリと比較して、Cs-137で約2倍、I-131で1.2倍であった。しかし、明らかにその後も水系に放出は続いているし（冷却水が汚染されて出て来るのと山側から入る地下水が、敷地内で汚染されて海に注いでいる）、大気中への放出も時々見られるようであるが、これらの充分かつ組織的な計測値は発表されていない。時々、井戸の水が高汚染されていたといった発表があるのみである。

　おそらく、放出総量は、すでにチェルノブイリの2倍は凌駕しているであろうし、さらに増え続けるであろう。したがって、公の放射性物質放出量は、大変な過小評価値であり、それに基づいての議論は、注意が必要である。政

表4 放射性物質放出量、福島対チェルノブイリ比較

核種	事故時の福島での炉内残存量 a	政府推計による福島からの放出量 a	福島からの放出量合計 b	チェルノブイリからの放出量合計 c	福島 b 対チェルノブイリ c の倍率 b/c
Kr-85	8.37E+16		8.37E+16		
Xe-133	1.20E+19	1.1E+19	1.20E+19	6.5E+18	1.85
I-131	6.01E+18	5.0E+17	2.08E+18	1.76E+18	1.18
Cs-134	7.19E+17	1.8E+16	1.65E+17	5.4E+16	3.06
Cs-137	7.00E+17	1.5E+16	1.59E+17	8.5E+16	1.87
Sr-89	5.93E+18	2.0E+15	7.31E+16	1.15E+17	0.636
Sr-90	5.22E+17	1.4E+14	8.49E+15	1.0E+16	0.849
Pu-238	1.47E+16	1.9E+9	1.91E+10	3.5E+13	0.00055
Pu-239	2.62E+15	3.2E+9	3.14E+9	3.0E+13	0.00011
H-3	3.40E+15				

E+18 は、10^{18} を意味する ;a. 保安院 2011、b. Provinec ら（2013）に基づいて、渡辺、山田が試算（渡辺ら、2016）、c. チェルノブイリデータ

府側、IAEA などの原子力組織は、しかし、議論というより、放出量が低いのだから、健康への影響はないという頭からの否定に終始している。

　放出量に関するデータは別にして、福島の人達がどのくらいの線量を受けているかについての評価が問題である。それは、先ず空間線量から推測されるが、個人の受ける被曝線量に関して、いくつかの基本的なごまかしがある。空間線量そのものを計測する公的モニターが、現実の線量よりも、低く表示されていることは、しばしば、検証されている。場合によっては、実数の50％位低く出ている（Yagasaki, 2016）。しかも、そうしたモニター周辺は除染されていて、数値が低く出るようにしている。すなわち、モニターの数値は低く出るように工作されているケースが多い。

　こうした数値に基づき、地域住民の被曝線量を推算するわけだが、その際、日本政府のやり方では、任意に8時間屋外、16時間屋内、そして屋内線量は屋外の40％と仮定し計算する。実際よりかなり低く推定値がでるようにしている。これらの全てが、住民の被曝線量評価を見掛け上小さくしているのである。その上、設置されたモニターばかりでなく、市民が用いるカウンターも低く表示されるように細工されているケースがしばしば報告されている。これは由々しき犯罪である。さらに、最近（2016年冬時点）では、避難解除区域などから、モニターを撤去することも始まっている。住民から、被曝デ

ータそのものを奪ってしまうためである。

　もう一つ、被曝を低く見せようとするものがホールボディカウンター（WBC）なるものによる数値である。これは体全体から出て来る放射能を計測する機器である。体から出て来る放射線はγ線のみである。したがって原理的にγ線量しか測定にかからない。内部被曝でより問題になるα線、β線による線量は計測にかからないのだから、得られる数値は片手落ちである。

　その上、しばしば、線量が低い場合、検出限界以下とされるケースが多い。検出限界は、測定時間に依存する。低い線量の時には、長く測定しないと、検出限界以下とされがちである。ところが、多数の測定をするためにやむを得ないとして、測定時間はあまり長く取られていないのが現状である。そして、α・βの不検出と短時間の測定の結果、多くは「検出されず：ND=Non Detectable」というラベルが付けられ、問題ないとされている。こうしたデータのみが公にされているため、福島県民の被曝は、問題になるほどのことではないと多くの人は思わされている。

　内部被曝で問題になるα、β線があるかどうかはわからないような機器からの数値は、根本的に無意味なのである。もちろん、Cs-137のように、βとγの両方を出す核種の測定値からβの値を推定できる場合、そして、その数値がかなり高い場合は、内部被爆があることを意味することは事実である。ただし、不検出となっても、必ずしも、内部被曝＝ゼロとは云えない。最近の尿の検査によれば、WBCで不検出とされた子供の尿にセシウムが検出される例も見られている（ちくりん舎）。明らかにセシウムが体内に入っている（内部被曝）のだが、WBCでは不検出となっている場合があるようである。

　その上、甲状腺で問題になるヨウ素（I-131）は、半減期が短く（8日）、放出後かなり速く消失していった。放射性物質放出後、速やかに子供たちの甲状腺からのγ線を直接に測定することが充分に行われたならば、かなり正確なデータは得られたはずであろうが、わずかな例（1080人）が知られているのみである（gakushuin, 2011）。ただし、測定を担当した人のバックグラウンド値の取り方などに問題があり、非常に過小評価されている。また、最初この子供達の中で、甲状腺等価線量が最高88mSvと推定されたにもかかわらず、後にそれが35mSvと変更もされた。おそらく、同時に出たと思われるI-129などの測定から、ある程度の推測はできるはずだが、やられていない。

第16章　100mSv 以下はガン発症の危険はないのか

　ICRP の正式な判定は、100mSv 以下では、ガンの危険性があるとは、(統計的に意味のあるようには) 判断できないというものであり、ガンの危険性がないと断定したわけではない。しかるに日本の権威による公式見解は「100mSv 以下ではガンの心配はない」であり、また 100mSv でもガンによる死亡率増加はわずかに 5% であり、現在日本のガン死が、死亡数の 30% であるのに較べて、無視できる程度の増加 (30% が 31.5% になる) に過ぎない、というものである。

　この主張には、2つの誤りがある。その第1は、100mSv 以下でも、ガン危険率は、線量に比例して減りはするがゼロになるわけではない。このこと (LNT 関係) は、先に詳述したように、すでに多くの研究によって確立されていて、否定のしようがない。否定し続けているのは、日本の関係者だけである。

　チェルノブイリ後の子供達の甲状腺ガンのデータでは、ガンを発症した子供達の半数以上 (51.3%) の被曝線量は 100 mSv 以下であった (Tronko ら、1999)。しかも、16% ほどの子供達の線量は 10 mSv 以下であった。

　その第2は、100mSv でのガン発症率の増加は、5% に過ぎないという点である。現在、日本ではガンでの死亡は、全死亡の 30% ほどであるから、それが 5% 増えても (31.5% になる)、大したことはないとする。それに、日本では 100 mSv などという高い被曝をする人はまだいないはずだ。5% という数値は ABCC とその後続組織放影研による LSS という広島・長崎の被

爆者の追跡調査に基づいていて決められた過剰相対危険率（ERR）（図7参照）であり、その統計の取り方などから、かなり過小評価されたものであることがわかっている。実際はこの2倍から数倍であると考えられている。

第17章　小児甲状腺ガンと白血病のみは本当か

　これが真実を言っていないことは明白である。まず原爆の結果の公式とみなされている報告（LSS-14）でも、あらゆるガンと線量との相関性、そして非ガン性病気との相関性も確立されている。子どもの甲状腺ガンと白血病が、放射能との関連が顕著であるので、否定しようがないのに過ぎない。今回の福島事故に関しては、子供たちの甲状腺異常検査は、始めてしまったので、政府は継続せざるを得ない状況にある（といっても、なんとか縮小する口実を懸命に探してはいる）が、白血病に関しては、言及すらしていない。現実には、白血病は多発しているのだが。

　チェルノブイリ事故後30年を過ぎているが、いまだに放射能の影響を受けたと考えられる人々は、様々な病苦に悩まされている。ガンばかりではなく、非ガン性のあらゆる病気、特に胃腸関係、心臓病、糖尿病、精神病などなど多岐にわたっているし、病気とは云えない様々な症状：強烈な倦怠感、鼻血なども見られた。これら個々の事例すべてが、放射線と関連しているとはいえないが、統計的・総体的に見て、関連している場合が有意に多いということである。

　人間に限らないが、生きものは、その健康が常に、様々な原因によって脅かされている。したがって、健康を害する原因を放射線と特定することは、非常に難しい。統計的に、線量との関連、線量の変化の時系列と病変の時系列との関連などから、放射能が関連しているかどうかを判断するしかない。

　現在、ほとんどの国でガン（甲状腺ガンと白血病ばかりでなく）が死亡原因

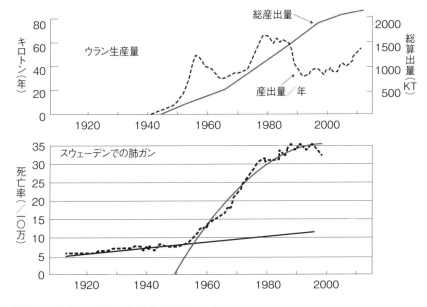

図25 上図：ウラン生産量の変化－対一－
下図：スウェーデンでの肺ガン死亡率の変化
(Hallberg, Johansson, 2002)

のトップにある。そして、大方は環境の悪化（発ガン物質の増大など）に起因していると考えられて、死因がガンであるのは当たり前となり、疑問も差し挟まれていない。しかし、関連する事実の一つは、人類の発ガン率は、1950年ごろから急増（世界中にデータあり）していて、核開発に伴う放射性物質の増大（図25）と呼応している。下図での直線、曲線は、原著者が描きいれたもので、1950年代までは、ガンが徐々に直線的に上昇していたのであるが、1950年代後半から、急増し始めたことを強調している。もちろんこれだけで因果関係が確立できるわけではないが、発ガンの原因に関する環境悪化の大きな要因の一つに放射線量の増大があろう。

第17章 小児甲状腺ガンと白血病のみは本当か

第18章　甲状腺ガンの多発は福島放射線とは無関係か

　福島県の健康管理組織は、2011年より、福島の子供たち（18歳以下）の甲状腺異常の検査を始めた。まずは、放射能の影響の出る前の予備段階のデータを取るつもりで始めたところ、最初から異常（結節、のう胞）がみつかり、2012年後半には、4人にガンがみつかった。2015年末の段階で、およそ38万5000人のうちで、172人に悪性の甲状腺ガンがみつかった。通常の約30～50倍という多発である。

　福島県立医大を中心とする検査機関は、こうした子供たちの甲状腺ガンは、今回の福島原発事故に基づく放射線によるものではないと否定している。提出された理由は、いくつかあるが、主なものは（a）チェルノブイリでは、子どもの甲状腺ガンの急増は4～5年後ぐらいから始まったので、今回の福島のように2年目からすでに多発している原因は放射線ではあり得ない。(b) 精密な検査を故意に行ったので、通常なら見つからないケース（潜在ガン）も検出した——スクリーニング効果である。(c) チェルノブイリで事故後初期に発症したのは5歳以下の子供達だったのに、福島では、1巡目に見つかった子供には5歳以下はいなかった。

　(a) の理由づけのチェルノブイリでの経過、実は見かけ上そうであったにすぎない。というのは、事故当時（1986年）ソ連には、甲状腺検査の充分な機器がなかった。そのために、充分な検査ができなかったのであり、本当に1～3年後ぐらいに小児甲状腺ガンが発症していなかったかどうかチェルノブイリでは不明なのである（Williamson, 2014）。また、3年後でもすでに多

発していて、医者の間では会議を行うほどであったが、公にはされなかった（広河談、2015）。もう一つ、正式に発表されたデータにおいても、1～4年後でも数例は報告されていて、小児甲状腺ガンが発生していなかったわけではない。なお、子供の甲状腺ガンの最短潜伏期間は1年であると公に認められている。だから、決して早すぎるわけではないのである。

　月刊『世界』2016年3月号には、ロシア政府報告書の甲状腺ガンの実態について尾松氏のレポートが発表された（尾松、2016；サンデー毎日3.15号）。それによれば、甲状腺ガンの検出件数は、事故以前は、平均年に102、最少年間件数は78であった。それが、1987年（事故の翌年）には169件に急増。事故当時5歳以下の層に患者が増加したのが顕著になったのは、10年以上経ってからで、直後に顕著に増加したのは15～19歳の層や、20歳以上であった。ウクライナでも同様であった。

　ということは、福島県健康管理側の主張する（c）の理由も、放射能との関連を否定することにはならない。2016年6月の発表では、事故当時5歳であった男の子が発症したことが報告された。

　(b)の理由は、ある程度は関係しているかもしれない。しかし、あの多発がこの理由だけによるものとは考えにくいというのが、大方の見解である。スクリーニング効果だけによるものだとすると、どこでも、線量とは無関係におおよそ同じ程度の発症率を示すはずだが、実際は、発症率は地域に依存し、したがって線量に依存している（図25参照）。詳細な統計処理によっても、このことは確認された（津田ら、2015；津田敏秀、2016a、2016b）。また、1巡目には何ともなかった子供53人が、2巡目で甲状腺ガンを発症したという事実（2.7節）もスクリーニング効果を否定する。というのは、この子達は、同じ操作で検査されて、1巡目にはガンはなく、2巡目の過去2～3年間に発症したことは明瞭だから。こうした事実の積み重ねをへて、2016年2月の県民調査委員会の報告からは「スクリーニング効果」という言葉も、「チェルノブイリでは4年後から」という表現も消えたと指摘されている（まさのあつこ、2016.03.11）。

　スクリーニング効果で、単に通常では発見されないのに、調べたから見つかってしまったということの前提には、「見つける必要のないもの」まで見つけてしまったという意味合いが込められている。これは、大人の甲状腺ガ

ンは、自覚されないことが多く、深刻な影響を与えないケースが多くあるという事実にもとづいた議論である。だから、スクリーニングでみつかったからといって、たいしたことはない、放っておけばよいし、放射能の影響などによるものではない。さらには、手術する必要がないのに、手術までもっていってしまったのは「過剰診断・治療」であったという意見である。スクリーニング効果といえなくなったので、言い換えただけである。ここでの問題は、大人の甲状腺ガンと子供のそれとは違うという点と、今回の福島でガンと診断された子供達で、手術の結果、良性とされたのは１件のみで、他はすべて悪性で、リンパ腺への転移などもかなりのケースで見られたという事実からは、過剰診断であるという反論は、的をえていない。なお、チェルノブイリで、被曝されなかった（または、極低線量被曝）の子供達数万人の検査では、甲状腺ガンは見つからなかったとも指摘されている（津田敏秀、2016b）。

　もう一つ、チェルノブイリ以来のデータで、放射線による小児甲状腺ガンの特徴と考えられているのが、患者の男女比である。自然発生小児甲状腺ガンでは、男女比は 14 歳未満で１: 2.5、14 〜 18 歳で１: 6.2 と女子に多い（これはベラルーシのデータ: Demidchik ら、2012）。日本の福島事故以前のデータでは、１: 4.3 でやはり女子が多い。チェルノブイリ事故後のベラルーシのデータでは、この比が、14 歳未満で 1:1.6 に 14 〜 18 歳では 1:2.0 と男子の比率が増えた。今回の福島の１巡目のデータでは、この比が１: 1.4 〜 1.9 とチェルノブイリでのように、男子の比率が増えた。さらに２巡目のデータでは、この比は１: １に近づいた。放射線の影響を強く示唆する。

　福島での小児ガンは、実は特殊なものではなく、日本全体と大差ないものであるとする政府側のデータもある。それは、長崎、山梨、青森という今回の放射線汚染をうけていないと考えられる県の子供達の甲状腺ガンの検査データである。それは、検査対象が約 4300 人で、１人のガンが見つかった。これを 100 万当たりに換算すると、250 人となり、福島のそれより多いぐらいであったというデータである。この調査は、数が少なく、たまたまその中で１人ガンが見つかったので、こうなるが、もしかしたら、これがゼロだったかもしれない。あまりにも調査人数が少なすぎて、結果が有意とはいえないので、比較対象とするには不適当である。

　とするならば、福島ばかりでなく、多くの他県で、理想的には全国的に、

同じ年齢層の子供達の調査をするべきであろう。ところが、福島県側も、また反原発でも低線量被曝を容認する側は、こうした調査の拡大に反対しているし、福島県は検査を縮小しようとも試みている。それは、調査の拡大が、放射線との関連性をより強く示すデータを出しかねないと懸念しているからであろう。原発推進側にとっては不都合な結果を、うやむやなままで終息させたいという意図が明白である。

第19章　鼻血は福島のような低線量では起らないか

　マンガ『美味しんぼ』に掲載された福島で鼻血が多くの人に見られたことは、登場人物の1人の元双葉町長さんの証言や、低線量による鼻血の可能性などを示唆する医師の話として、大きな反響を巻き起こした。いわゆる放射線の専門家による頭からの否定からはじまって、地方自治体や政府関係者による懸命な否定、バッシングがマンガに対して行われた。

　否定派の第一人者某氏は、鼻血は、あのような低線量で起るはずはなく、Svの単位ぐらいにならなければ起こりえないと言う。鼻血がどう起るかということからして、理解していないようである。この人は、造血機構が高線量に晒されて、血小板が壊されなければ、鼻血は起らない：福島のどの地域でもそんな高い線量のところはないので、鼻血などは起るはずがないと言う。

　鼻血は、鼻の中の毛細血管が破損して血液が流れ出すので、造血機構などとは無関係である。破損は、通常は鼻への物理的衝撃などで起きるが、鼻腔中の毛細血管のもろさを示唆している。

　鼻血が出るのは、次のようなプロセスである。まず、鼻の粘膜に放射性物質を含む微細粒子がつく。このような微粒子は、第11章で概観したような2－5μm程度のモノで、それより微小なモノは、気管支に侵入し、肺胞までも進んで行く。こうした微粒子からの放射線（主として、βとγ線、しかし、α線もあるかもしれない）が毛細血管の細胞膜を透過するが、その際、細胞膜を損傷し穴をあける。そこで鼻血となる。粘液は流動していて、やがては、この微小粒子を鼻から追出すが、それまでは、放射線を浴びせ続ける。血小板が

穴を塞げば、鼻血は止まる。血小板は、損傷箇所を修復する機構であり、鼻血の原因ではない。もちろん血小板が壊れてしまえば、鼻血が出たら、いつまでも止まらなくなることはある。

　現実は、鼻血を出した人はかなりの数に上っているが、正式な統計データはない。それは、鼻血などは、日常茶飯事の一つで、子供などしばしば鼻血をだすという経験から、たいしたことはないと考えられているからでもある。ただ、福島で鼻血を経験した人達の話では、この鼻血は、普通のものと違い、かなり強烈（多量）なケースが多いらしい。もちろん、鼻への衝撃などがなく、突然起るようである。ここに、朝日新聞に掲載されたある福島の母親の証言を引用しておく（朝日新聞、2016.03.19）。「そうこうしているうちに、娘が大量の鼻血を出すようになりました。噴出するような鼻血だったり、30分ぐらい止まらなかったり、固まりが出たり。風邪の症状はないのに発熱が続いたり、それまでにはなかった皮膚疾患が出たり。うちの娘だけだったら気のせいかと思うんですけど、まわりのお母さんたちのこどもたちにも、同じような症状があるって言うんですね。だんだん私は福島で子育てをする自信がなくなりました」。

　熊本学園大の中地重晴氏の調査では、放射線の影響がないと考えられる滋賀県木之本町と較べて、福島県双葉町では倦怠感、頭痛、めまい、鼻血などが多く見られ、鼻血を出した人の数では、3.8倍だったそうである。この論争の詳細に関しては、落合（ベリタ、2014）を参照されたい。

第20章　セシウム（Cs）対 カリウム（K）

　Cs（セシウム）はK（カリウム）と似た挙動をする。どちらもK(+)、Cs(+)のように、＋1の陽イオンとして振る舞う。放射性のK-40は、天然にあるので、生物の起源以来、生物につきまとってきたのであるが、その影響を生物は受けていない。K-40は、人体ではおよそ66Bq/kgの放射能を照射している。これは、年間にすると約0.33mSv/yになる。したがって、それと同程度のCs-137が体内に入っても問題はないはずである。このような主張がしばしば専門家などによってなされている。

　これは被曝線量が、実は線量強度を表していることを考慮して検討する必要がある。K-40は、その生体への必要上、体全体にくまなく、かなり均一に分布している。したがって、66Bq/kgからえられる値は、正当なkgあたりの線量強度（0.33mSv/y）なのである。これを細胞1個当たりの受ける放射線粒子の数にすると、1年間で0.002個になる（10章3節参照）。とすれば、1個の細胞中で、1年間に2個ぐらいの分子が壊されることになる。これは様々な仕方で、大方回復できる。もちろん、破壊される分子がたまたまDNAであって、やがてガンにまでに進展する可能性がゼロというわけではないが非常に低い。例えば、図6でみるように、10 mSvでガン発症率3%増加から推測すると、0.33mSvでのガン発症率増加は、0.1%弱と低い。

　一方Csは、生体に必須ではなく、したがってCsを処理する特定の機構を生体は持っていない。ただ、CsはKと化学的には似ているので、生体はKを扱う機構でCsを扱う。ところが、先（10彰3節）にも述べたように、Cs(+)

のサイズはK(+)よりもかなり大きいので、K(+)を通すチャンネルは通りにくく、そこに詰まりがちである。ということはその辺りに濃縮・停滞しがちである。また、原発からの放出の場合、不溶性の微小粒子として取り込まれる場合もあり、そのような微粒子は特定箇所に沈着する傾向がある。これらの理由で、Csは特定局所に停滞しがちなため、K-40と同じ66Bqとしても、例えば、停滞している周囲1gぐらいの領域しか照射しないとする（これはβ線についてであり、γ線はかなり広範囲に及び、体外まで出て来る）。その線量強度は（1年間そこに停滞していたとすると）0.33mJ/0.001kg/y=330 mGy (mSv)/y となり、その局所が大きな被曝に晒され、大きな（沢山のというべき）損傷を受ける。その1g中の細胞は1個当たりには2個/年の放射性粒子を受けることになる。ということは、1個の細胞中の分子2000個ほどが破壊される。破壊される分子のなかに、DNAや細胞にとって非常に重要なタンパク質や細胞膜などが含まれる確率は先のK-40の場合よりも1000倍大きい。

1kgあたりにすると、Cs-137がK-40と同じ線量であっても、後者は1kg全体に均一に分布するため、各細胞の受ける被曝は少なく、細胞機能をなんとか回復できるぐらいである。一方、Csの場合は比較的小さい部分に滞留し、その周辺の細胞のみを照射するので、照射される細胞の被曝線量（強度）は、均一に分布した場合よりも格段に大きい。そうすると、細胞の対応が追いつかず、その部位に基づく発ガン率、発病率は高くなる。

第21章　天然放射能に適応できるのか？

　K-40で代表されるように、地球誕生以来、天然に放射能があった。その状態下で、35億年位前に生命が誕生し、地球上の生物は進化の過程で、天然由来の放射能には適応できるようになっているはずだ、という主張である。

　先ず、宇宙線だが、α粒子、陽子、中性子、γ線などから紫外線、可視光線、赤外線などが含まれている。このうち、α粒子・陽子・中性子などの高速粒子、γ線、紫外線などは生命にとって危険である。地球は、38億年ほど前までには、内部の電気を帯びた流体（熔融鉄など）の運動により地磁気を作り出した。そのため、電荷を帯びた宇宙線（α粒子、陽子その他）は、この磁場により進行を折り曲げられ、地上にはほとんど届かない。中性子、γ線、紫外線などは、地磁気の影響を受けない。中性子はたとえば、現在でも放射性C-14が大気中に存在する原因になっている。それは大気中の主要物質である窒素が中性子によって、C-14に変えられつづけているからである（N-14 + n（中性子） → C-14 + p（陽子））。

　紫外線は、太陽光線に多く含まれていて、地球上に届いているが、かなりの部分は、現在では大気の上層部、オゾン（O_3）層で吸収されている。オゾン層は、大気中にある酸素（O_2）から紫外線の影響で出来るが、出来たオゾンは紫外線を吸収し、それが地上へまで届かないようにしている。現在、南半球で、季節によりこのオゾン層が減少することが懸念されている。そうなるとなぜ問題かというと、紫外線が皮膚近傍の細胞のDNAを変質させてガン化を招く可能性があるからである。このように紫外線も生体に重大な影響

を及ぼすのである。なお、白内障も、目の水晶体への、主として紫外線の破壊的影響による。もちろんγ線はより強い影響がある。

さて、オゾン層はいつ頃できたのであろうか。太古の地球の大気には酸素はなかったのである。酸素がなければオゾンもできない。オゾンがなければ、強烈な紫外線が地球上に注ぐ。大気中に酸素が溜り始めたのはおよそ今から22億年ぐらい前からだが、十分な酸素、したがってオゾン層が出来始めたのは、およそ4億年ほど前である。それまでは、地上には大量の紫外線が降り注いでいた。これでは生物は生きていけない。

生物の進化の過程をみると、紫外線の影響が顕著である。紫外線が地上に降り注いでいた間、生物は、水の中で生き続けた。生命は、海底の噴気口周辺で発生したと考えられている。そのなかで、長い間進化を続けた。やがて、シアノバクテリアが、約28億年前に発生した。これは、太陽光を使って水（H_2O）と二酸化炭素（CO_2）から炭水化物その他を合成する光合成を発明した。副産物は酸素（O_2）である。これが地球上にフリーの酸素をもたらした初めての生物である。この生物とそれから派生した水を分解する光合成生物、そして、そうした生物に食料を依存する生物も発生し、多様な生物が出来てきた（なお、シアノバクテリア以前に、水を分解せずにH_2Sや$Fe(+2)$などを用いる光合成生物はいたし、現在でもいる）。

しかし、それでも、長い間、生物は水の中でしか、生息できなかった。それは地上に出ると強烈な紫外線に晒されて生きていけないからであった。シアノバクテリアその他の水分解・酸素発生光合成生物は増え続けたが、大気中の酸素は長い間増えなかった。

どうしてかというと、太古の海洋には、現在の海洋に比較すると、大量の鉄（$Fe(+2)$の形）が溶けていて、光合成で出来た酸素は、直ちに、水に溶けていた$Fe(+2)$と反応して、$Fe(+3)$（Fe_2O_3、Fe_3O_4などの酸化物になる）にした。こうして出来た鉄の酸化物が、現在人間が利用する鉄鉱物である。海洋中の鉄がほとんど酸素酸化されて沈殿してしまってから、大気中の酸素は増え出した。それがおよそ22億年前であり、生物が地上に出て来たのは、4〜5億年ほど前になってからである。充分に大気中に酸素が溜って、紫外線を遮断するオゾンが充分にできてからであった。

ところで、酸素（O_2）は、生体にとって毒なのである。先に述べた大気中

の酸素の増加は、多くの生命を奪った。これに対抗するため、多くの生物は、酸素の毒を軽減する機構を身につけた。その最たるものが、酸素呼吸の発明である。酸素で食べ物を燃焼することによって、エネルギーを効率良く取り出すというもので、同時に、体内での酸素レベルを必要以外のところでは低く抑えることができる。現在の地球上の生物はこのやり方でエネルギーを得ている。しかし、酸素およびその誘導体（いわゆる活性酸素＝唯一の化合物ではなく、数種の誘導体の総称）の有害性にはかわりはなく、それらをなんとか処理するための機構や化合物はある程度発明してきた。放射線の作用の一つに、体内の活性酸素を増加させることもある。

　こういう地球上の条件下で生物は進化してきた。上述の紫外線という放射線に対する生物の進化のあり方は、生物が紫外線とは両立しにくいことを意味している。紫外線よりも数千倍〜数万倍も強烈な放射線（α、β、γ）には、当然のことながら、生物は対抗できない。なお、紫外線によるDNAの損傷は、他の放射線によるものとは異なる特殊なもので、それに対処する特殊なDNA修復機構は魚を含む高等動物には作られている。

　しかし、地球上には、α線源であるウラン、トリウムなどや、β線源のカリウム-40などが、地球が出来た時からあって、その存在下で、生物は進化してきたではないか？という主張がある。ウランもトリウムも通常鉱物として地球上にある。鉱物という形で局在しているため、生物にとっては、扱いにくいもので、わざわざ現在のように掘り出して生物に接する機会を増やさない限り、その影響は限られていた。K-40の問題は第10章3節と第20章で検討した。こうした天然に放射線源があることは事実であり、そうした放射線が生物に影響しないわけではない。現実に天然放射線が人間の健康に影響しているというデータは第14章で述べた。幸いなことには天然にある放射線は、大勢に影響するほどの量が、生態系に及んでいない。そのため、生物に影響がないかに見えるだけである。

　一方、人工放射能が顕著な負の影響を与えているのは、チェルノブイリ、福島など、地球規模からみれば、かなり局所に限られている。これらの地域は、バックグラウンド（天然）線量に比べて、かなりの高線量に汚染されており、地域の人々には顕著な健康被害がみられる。

　また、放射線は、生物進化そのものに関与した可能性もある。すなわち、

通常は負の影響だが、たまたまその影響で生じた遺伝子変異が、良い結果をもたらし、新しい生物種を生んだという可能性もあり、進化に貢献したかもしれない。

なお現在では、植物にコバルト（Co）-60などからのγ線を照射して、人工的に新しい種を作り出すことも行われている。最近のリンゴの新種などがこの方法で作られた。このことは、上に述べた、長い生物進化において放射線が何らかの正の影響を及ぼしたかも知れないことを示唆する。しかし、繰り返しになるが、放射能の影響のほとんど100％は負の影響であり、たまたま良い影響があった可能性がゼロではなかっただろうというに過ぎない。

第22章　低線量被曝は、タバコや診療Ｘ線の影響などと較べてたいしたことはないというウソ

　この表現が妥当かどうかは、低線量被曝はどのくらいのことを意味しているかと、悪影響を個人の意志で対応することができるかどうかにかかっている。

　まず、タバコやＸ線と、原発事故によってばらまかれた放射性物質による放射線による健康への影響との対比の基本的な問題は、個人が自分の意志でどう対応できるかである。タバコは自分の意志で放棄することは可能である。また、他人からのタバコの影響は、法的に禁止する処置をとることが可能である。Ｘ線も個人の意志で拒否できる。しかし、この場合には、病気の診断にＸ線が不可欠の場合もあるであろう。そして、その場合には、Ｘ線という放射線の悪影響に比較して、ベネフィット（診断が健康回復に寄与）が充分にあれば、よしとしてもよいと個人が判断できる。

　一方、環境にばらまかれてしまった放射性物質からの放射線の影響は、個人の意志で避けることは、線量の低い場所で、汚染されていない飲食料を摂取する生活というやり方以外に方法はない。それには、人間関係（家族、コミュニティー内での）、経済問題（移住のための費用、移住先での雇用など）、ストレス（住み慣れた場所から知らないコミュニティーへの移住などに伴う）、飲食料の汚染度の信憑性、などなど様々な難しさがあり、個人の意志のみで避けることは困難である。その上に、根本的には、この不幸は自分が招いたわけではなく、原発の事故という多分に人災の要素の多い事象が原因であり、それによる一方的被害である。この点で、タバコ、診療用Ｘ線問題などとは根

本的に異なる。このような問題を持って来て比較すること自体が、本来無意味である。

　現在の福島原発事故による線量は、どのぐらい低いのか、何と比較して低いといえるのかについては、すでに議論した。何と比較するかでは、主としてチェルノブイリ事故による線量との比較が議論される。政府の公式発表では、放出量はチェルノブイリより一桁低いとされているが、実際は同等か、それ以上少なくとも2倍はある。低さに関しては、100mSv以下なら問題はないというのが、原子力ムラ（いや日本政府）の主張であるが、その不当さは、すでに充分に議論した。

第23章　原発（核発電）はグリーンというウソ

 2016年の現在、「グリーン」と表現されるのは、環境に優しいものであるとみなされている。ここでの環境問題は、地球温暖化の主要原因が人為による二酸化炭素の増大による温室効果であるという仮説にもとづいて、その二酸化炭素をあまり排出しないのが、原発であり、だからグリーンとされている。

 先ず環境問題を単に温室効果ガス発生のみに絞るのは、いかがなものであろうか。この本の主題である、放射能の環境、人間、生物一般への悪影響は、この議論からは完全に抜け落ちている。この点からは、原発はグリーンではない。

 次に、温暖化への効果だが、一つは、温室効果ガスを発電時には発生しないことは事実であるが、二酸化炭素の間接的な温暖化効果よりも、もっと直接的に、原発は環境を暖めているのである。というのは、原理上・技術上制約があって、原子炉で作り出す熱を充分に電力に変えられないのである。だから、熱効率が悪く、作りだした熱のたった3分の1しか電力に振り向けられない。残りの3分の2は、どうするか、環境に捨てているのである。この膨大な熱は、環境温度を明らかに上昇させている。地球温暖化に大きく寄与しているのである。原発はこの点でもグリーンではない。

 実際は、上の2点は、原発＝グリーンの議論では、話題にも上っていない。それでもなおかつ、温室効果ガスを出さないことは、原発の利点であると言い張る。

 さて、では、本当に原発は他の発電方法に較べて、温室効果ガス発生量

が少ないのだろうか。原発で核燃料を燃やし、その熱で電気を作り出すわけだが、これは原発運転のほんの一部にしか過ぎない。先ずウランを掘り出し、それを精製し、更に燃料にするためには、ウラン濃縮という難しい工程を経て、それをウラン酸化物という形でペレットにしたものを、金属の管に詰め込み、燃料棒を作る。燃料棒を燃やした後は、どうするか。再処理する。燃料棒から、捨てられないものを回収する（ウラン-235やプルトニウム-239など）。残りの部分は廃棄物として、なんとか処理しなければならない。長期にわたり安全に。このため、一部は、残りの部分からウランを取り出し、精製してウラン金属にする。これが劣化ウランと称されるものである。

　運転停止から燃料棒を取り出し、再処理するまでは、燃料棒は、崩壊熱を出す。これは水で冷やさなければならない。冷やされた水は温度が上がりそれが環境に出される。つまり温暖化に寄与する。これら全ての過程で、エネルギーは使われる。このエネルギーは莫大であり、それを通常の火力発電からの電力で賄うとすれば、それに相当する二酸化炭素放出に寄与する。決して、二酸化炭素放出がないわけではない。もちろん、このエネルギーを原発からの電力で賄えば、二酸化炭素放出には寄与しないが、原発からの（原発運転以外に）使えるエネルギーはぐんと減ってしまう。以上の議論は、事故がないと仮定しての議論である。事故が起きたらどうなるか。とてもグリーンなエネルギーとは言えない。むしろ、最も汚い、やっかいなエネルギーである。

第4部　人類を欺く欺瞞体制

放射線の作用を表現するのに、「ionizing」、「イオン化」、「電離」といった言葉が使われている。だれがそういう表現を最初に使ったのかは、不明確だが、現在はそれが定着している。なお、この表現にはもう一つ別な意味もある。それは放射線の一種である紫外線の作用との違いを表現するためでもある。紫外線では健康障害が引き起こされるが、イオン化したり、電離作用はないのである。

　いずれにしても、こうした言葉を、普通の市民が聞いたら、どんな印象をうけるであろうか。まず、こうした日常では使われない言葉の意味を知らない人が大部分であろう。なんとか直接的な意味を知っている人はどう受け取るであろうか。

　放射能の生物への作用については第2部で詳述したので、参照していただきたいが、これらの言葉の意味するところは、一言でいって「分子や化合物から電子を蹴り出す」ということである。もちろんそれがどんな意味をもつかは、分子とか化合物といったものがどんなモノであるのかを知っている必要があろう。

　分子とか化合物とかいわれるとわからないけれども、水とかタンパク質、DNAなどというモノは通常の生活で使われる言葉で、それらの意味することは、知っている。水なりビタミンCなりというものが、分子という最小単位で出来ていることは、おそらく高校レベルの理科で習っているものと思う。それはべらぼうに小さな粒子で、それがべらぼうな数、集まったものが、通常目にする水だったり、ビタミンCだったりする。

　放射線（α, β, γ）はこれも微粒子だが（γ線は電磁波で、微粒子ではないが、分子などに作用する時は微粒子として作用する）、それが分子（化合物）から電子を蹴り出す。電子はマイナスの電荷をもっているので、それが蹴り出されると、残った分子はプラスの電荷をもつようになる。そのような状態になったものがイオンである。だから、最初に掲げた放射線の作用を表す言葉は科学的には正当なのであるが、しかし、「それでどうなるんだ」という、もっと重要な、放射線の作用の結果が表現されない。

様々な結果がありうる。たとえば、原子と原子の間をつないでいる（結合）電子が蹴り出されれば、その結合が切れて分子は、破壊される（図4参照）。それ以外の電子が蹴り出された場合は、イオンとなるが、それは電子を一つ欠いたものになり、フリーラジカルという形になる。そうすると、このものは、電子を取り戻したいので、周りの分子から、水素（H）を引き抜いて、自分は安定になる。しかし、水素を引き抜かれたほうはフリーラジカルになる。フリーラジカルは、また他から水素を引き抜くとか、自分の形が変化するとかして、その分子としての働きができないようになる可能性もある。いずれにしても、「電子が蹴り出された」結果は、多くの場合、分子が壊されたり、本来の働きができないような形に変形したりする。こういう作用——分子を壊す——が放射線の電離作用の結果であり、しかも一つの放射線粒子が、数百から数千（万にも）の分子を壊すのである。これが、放射線の恐しさの理由である（第4章、第6章参照）。

こうしたことを想像すらさせることができない「イオン化」とか「電離」作用という表現は、放射線の影響を表すのには、不適当である。しかし、それを踏襲することで、放射能の恐さを隠蔽するのに一役かっているようにも思われる。

第24章　原爆について

　19世紀後半からX線、放射線（ラジウムなどから）が発見され、20世紀初頭から、放射能の原因である原子核、そしてその由来から素粒子への自然現象の根本部分の理解が、核・素粒子物理として急速に発展した。核レベルの反応も解明され、核分裂反応、核融合反応なども実証された。

　と同時に、X線の医療への応用が広がった。そして、X線を扱う人や患者に障害が見られるようになってきたが、大方は、障害はないものとされた。しかしやがて、例えば、エジソンの助手でX線機器を開発していたC. ダリーが、その過程で様々な障害、リンパ腺異常などを経験し、ガンで亡くなった、などの事件が増え、医学界はX線の健康障害に注目せざるをえなくなった。このような関心から，1928年に国際X線防護委員会（IXRPC=International X-ray, Radium Protection Committee）が設立された。この設立過程からもわかるように、この組織の関心は、X線による外部被曝であったし、その後の発展過程でも、内部被曝は重要視していない。

　1938年には、ウランの核分裂反応が発見された。人類は、どうも新しい科学現象が発見されたり発明されたりすると、直ちにそれを兵器に応用しようとする傾向がある。先ず、時のドイツ政府ナチスが、科学者達をたきつけた。そのニュースをキャッチした、アメリカに亡命したハンガリーの物理学者レオ・シラードは、同じく亡命していたアインシュタインを介して、アメリカ大統領ルーズベルトに、ドイツより早く、核分裂に基づく兵器（核兵器）を開発すべしと進言した。そして、日本との開戦時と時を同じくして、超秘密研

究組織マンハッタン計画が立ち上げられた。これに参加したのは、超著名な物理学者を始めとした多数の科学者、軍部（陸軍）とかなりの数の企業（デュポン、レイセオン、ウエスチングハウス、ジェネラルエレクトリック、モンサントなど）であった。ここに軍・産・学共同体が誕生した。研究者達の居場所も含めて、いわば物理的にも体制的にも原子力ムラ（村）的な組織ができあがった。

　この組織は、1945年6月までには、3個の原子爆弾を作り上げた。その1個（プルトニウム型）を先ず、7月26日に、アメリカ、ニューメキシコ州で実験し、8月6日には、ウラン型の原爆を広島に、そして3日後にはプルトニウム型のもう一つを長崎に落とした。

　核兵器の開発過程で放射能への関心がなかったわけではない。最初からマンハッタン計画の1部門として、「医学班」があったのである。1943年5月には、マンハッタンプロジェクトの中に、「放射性毒物研究班」が作られた。これには、コナント（James B. Conant）とコンプトン（Arthur H. Compton）が参加しており、コナントは1943年8月に出された報告書で「放射性物質（プルトニウム）が僅か百万分の1グラムでも肺に入ったら、致命的であろう」と述べている（Bush-Conant file, 1940-1945）。すなわち、少なくとも何人かの科学者は、放射性物質による内部被爆の可能性にも気がついていたのである。実際、その後、コナントを始め、原爆開発に関与した何人かの医師・科学者はプルトニウムを人体に注射するという人体実験を行った。結果は公表されていない。

　しかし、広島原爆投下後1カ月の1945年9月12日の記者会見で、プロジェクトの副司令官ファレル（Thomas Farrell）は、原爆の爆発に伴う放射性降下物が健康傷害を起こす可能性を完全に否定した。死者の大部分は、爆発による熱、強風と直接的な放射線被爆（γ線と中性子線）であって、死の灰によるものはないと断言した。彼の助言者ウオレン（Stafford Warren）は、爆発で出来た火の玉によって、放射性物質は成層圏まで巻き上げられ、そして四方八方に吹き飛ばされて希釈され、遠く、広く拡散したため爆心地やその周辺には落ちて来なかったという理屈であった。以後、放射性降下物が健康障害を起こさないという彼の見解が、政府の公式見解になった。

　多くの医師や科学者が、直後に広島・長崎に集められ、病気、死亡などの

データを勢力的に集めた．それには，爆発時に市内にいなかったが、数日後に入市した人々のデータも集められた。これらの文書は，全て英語に翻訳され，アメリカ側に提出され、つい最近公開されるまで、秘密文書とされた。

　米軍の日本占領がはじまり、日本側の科学者の協力を得て、米軍は、原爆による死亡者の統計をとりはじめた。1947 年には ABCC（Atomic Bomb Casualty Commission＝原爆障害調査委員会）がその業務を引き継いだ。米国科学アカデミーの主催の下に 1950 年には、AEC（Atomic Energy Commission、マンハッタン計画の後継）、防衛省とロス・アラモスは共同で、「原子兵器の影響」なる報告を作成した（AEC ら、1950）。そこでは、「広島でも長崎でも、爆発は地上かなりの高度で起ったため、放射性物質は風に吹き流され、したがって、放射性降下物による健康障害は報告されていない」としている。しかし、放射線の影響について考慮せざるをえない雰囲気になり、AEC は、1950 年になって、IXRPC を改組して、ICRP（International Commission for Radiation Protection＝国際放射線防護委員会）を作った。

　放射性降下物による健康障害も、数多く見られたので、ABCC はそのような事例を検証する必要性を認め、ME-81 部会なる支部を組織した。それは 1952 年から 1953 年までしか継続されず、1953 年には廃止された。ビキニ環礁での水爆実験の際には、動物を配置して動物への影響も考慮した。またサンシャインプロジェクトなるものを立ち上げて、世界中から歯や尿その他を集めて、体内への被曝を検討しようとした。しかし、このような検討からの公式な発表には，内部被曝についてはなんらの言及もなかった。

　見た目に見える原爆被害については疑問の余地はない。甚大な被害には、建物の破壊と大量の人命の死が含まれる。人間の死の原因には、高温による焼死、爆風などによる物理的傷死によるものがあるが、そのほかに、爆発に伴う高線量の外部被曝による死亡もかなりあった。実際は内部被曝による死もかなりあったのだが、その事実は曖昧にされたままである。これらの被害は、人類全体に核兵器への恐怖を植え付け、その廃棄は人類の願望の第一である。これには、原爆爆発からの膨大な放射線量についての恐怖も含まれるはずだが、大多数の人々の意識にはないようである。

　原爆には、こうした目に見える甚大な悲劇の他に、目立たないし、明瞭さの乏しい、しかも深刻な被害がいつも（原爆実験にも）付随していたのである。

このことに関しては、原爆爆発に伴う甚大な被害にたいする程には、普通の人には認識されていない。それは、原爆の爆発に伴い、核分裂反応によって作られた放射性物質の影響である。これを fallout（降下物）、日本では死の灰と称する。上にも述べたように、原爆開発の責任者達は最初から、この死の灰が、広島、長崎の被爆者に降り注いだことも、それが健康障害を引き起こすことも否定し続けている。

　ABCCの主な仕事は、原爆爆発に伴う即時の直接的外部被曝の影響に集中していた。1958年以後のそれまでの被爆生き残りの人々（被爆者）のその後を追跡する（死亡とその原因）ことを始めた。この仕事は、1975年には、広島に設立されたABCCの後継団体RERF（Radiation Effects Research Foundation＝放射線影響研究所）に引き継がれた。そして数年おきに、その統計と分析とを発表してきたが、その最近のものがLSS-14で、先に検討した。この過程では、放射性降下物の影響（外部被曝も内部被曝も）は無視されてきた。こうした態度（ポリシー）は、低線量の特に内部被曝の影響を過小評価し、低線量の健康への影響については、充分な検討を加えていないという結果をもたらした。しかるに、こうして得られたものが、現在では、放射能の健康への影響についての最も権威あるデータと看做されている。今に至るもRERFは、内部被曝を考慮にいれることは無意味としている。多くの識者が、内部被曝を考慮に入れる必要性を説いているにも拘らず。LSS-14で発表されているデータは、しかし、ガン危険性に関して、LNT（しきい値なしで直線）を認めているし、ガン以外の病気と放射能との因果関係も検討している。この最後の点（放射能とガン以外の疾患の関係）は、原子力関係の権威機関であるIAEA（International Atomic Energy Agency＝国際原子力機関）、ICRP、WHO（World Health Organization）等は、まだ正式には認めていない。

　実際は、爆発後に降り注いだいわゆる「黒い雨」は、死の灰を含んでいた（そのために、黒かった）。すなわち、死の灰は爆発後そのあたりにかなり落下したり、浮遊していたことを意味する。その証拠の一つは、図18、図19で示した原爆犠牲者の臓器で見られたウランやプルトニウムからのα線の軌跡である。死の灰に含まれていた、これらの放射性物質が、たしかに犠牲者の内臓に入っていた（今も入っている）ことを、如実に示している。

　広島・長崎で爆発時に命を失わずに生き伸びた人々の多くは、その後、ガ

ンを含めて様々な健康障害に悩まされた。爆発時の高レベルの放射線による外部被曝の後遺症もあるが、死の灰の影響（内部被曝）によることも多かった。最近の『科学』（2016年8月号、岩波書店）には、長年の研究の結果、広島での原爆症は、主として「内部被曝」の結果と考えられる旨の論文が掲載された（大瀧、大谷、2016）。

1955年には、アメリカのAECの勧めで、国連内にUNSCEAR（United Nations Scientific Committee on the Effects of Atomic Radiation＝原子放射線の影響に関する国連科学委員会）が作られた。1958年に発表したこの組織の報告では、様々な食物中や、世界中から集められた子どもの骨などの中の放射性ストロンチウムについてのデータも含まれていた。しかしデータを載せるだけで、どう解釈すべきかについては何も述べていない。

1959年には、ICRPは秘密裏にIAEA、UNSCEAR、WHO、UNESCO、

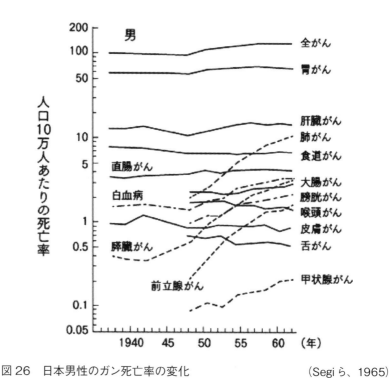

図26　日本男性のガン死亡率の変化　　　　　　　　　　（Segiら、1965）

ILO、FAO などの団体をスイスに集め、懇談の結果、WHO は IAEA の同意なしに、原子力産業に基づく放射能に関するいかなる発表もしてはならないとされた。この制約は現在も有効である。このため、現在でも、WHO は、放射能の健康への影響に関して充分に正確な報告をしていない。というより、むしろ、本当のことを隠蔽している。

　なお、死の灰が遠くまで拡散されたことも事実である。ということは、広島・長崎の住民ばかりでなく、遠方の住民にも影響は出たのであろうか。東北大の研究者が日本でのガンの発生率の経時変化（1935年から1962年）のデータを戦後発表している。そのうち、日本全国の男性のガンによる死亡率（10万人あたり）のデータを図26に示す（Segi ら、1965）。1950年あたりから、ガンの増加が見られ、特に肺ガン、白血病、膵臓ガン、前立腺ガン、甲状腺ガンが急増した（図26）。女性にも、同じように数種のガンの急増が見られた。この期間海外での大気中核実験が増えたので、その影響も含まれている。スウエーデンの肺ガン死亡率（その他のガンでも）にも同様な傾向がみられた（図25、Hallberg, Johansson, 2002）。

第25章　真実の隠蔽——核実験などについて

　原爆が発明され、各国もそれに触発されて次々と原爆を開発した。この事実そのものは、イスラエルの例を除いて今のところ隠蔽されてはいない。開発にはものを作りそれを使うために、実験してみることも含まれる。協定により、大気中の核実験が禁止された（1963年）が、その後は地下で核実験が継続され、主要大国（アメリカ、ソ連、イギリス、フランス、中国）は、核実験を2000回以上行った。その後、インドとそれに触発されてパキスタンが、そして最近では北朝鮮が核実験を敢行した。

　これらの大気中核実験は、死の灰をまき散らしたはずである。その結果の概要は第1章第2節に述べたが、ほとんど公には知られていない。しかし、1954年春の南太平洋ビキニ環礁でのアメリカの水爆実験で、日本の漁船が、その死の灰に遭遇したことで、後に漁船に乗っていた久保山さんが放射線の影響で死亡した事件は、日本では大きな反響をよんだ。特に、魚の汚染が大問題とされた。

　この直前の1953年、アメリカのニューヨーク州、トロイ・アルバニー市で、偶然に原爆テストからの放射性降下物が観測された。実験場はネバダ州で、3700kmほど離れている（スターングラス、1972、81）。ラップは，このネバダ核実験からの放射性降下物に関する研究をScience誌に発表し（Lapp, R.、1962、1963）、このトロイ・アルバニー事件は、子供達の甲状腺ガンや白血病への放射性降下物の影響を研究するのに良い機会を提供すると説いた。しかし、AECその他の関係機関は、それを無視したし、データが得られても発表

しなかった。

　しかし、1952～1962年にわたる、トロイ・アルバニー地域の15歳以下の子供達の死亡データが、1964年に、ニューヨーク州保健省からの手紙という形で、Science誌に発表された。その手紙の結論は、「本省のガンに関するデータは、トロイ・アルバニー・スキネクタデイー（TAS）地域の15歳以下の子供達の白血病その他のガンの発症率は、ニューヨーク北部地方のそれに較べて大差がない」というものであった（スターングラス、1972、81に引用）。しかし、スターングラスによれば、1952～55年のTAS地域の10歳以下の子どもの白血病は9人であったのに、1959～1962年のピーク時には、それが32に増えた。これが単なる統計上の揺らぎである確率は、10億分の1程度である。

　公式発表でどこが問題かというと、TASの対象地域をニューヨーク北部地方としたことである。というのは，この北部地域も、TAS地域と同じように、汚染されていたはずであるから、この比較は無意味である。このやり方は、広島・長崎の被爆者の被爆によるERR値の計算で、対象者（コントロール）を被曝線量が非常に低い人達としていたことと同様である。実際は，このコントロールに選ばれた人達も、かなり被曝したのだが、公式のやり方では、微量ということになっている（第7章第2節参照）。このような統計を使う誤摩化し方は、広島・長崎から始まって、権力側の常套手段である。

　統計の取り方も一つの手段だが、もっと直接的には、外部被曝線量を過小評価し、内部被曝を無視して、広島・長崎の原爆データを引き合いにだして、こんな低線量で、健康上の問題が発生するはずがないという否定の仕方がある。先（第1章第2節）に紹介したアトミックソルジャーの例でいくと、あの大気圏原爆実験に参加させられた兵士が被った被曝線量は、公式発表データによれば、8～9.5mSvという比較的低線量であった。また、これと較べて、ユタ州セントジョージ市の人達の受けた線量はさらに低く、国防総省は「被曝量は極めて低く、作戦に参加した兵士でさえ、レントゲン写真より少ない量しか被曝していません」といい、「羊などの動物が死んだのは、核実験に原因があるのではありません。様々な気象条件と疫病が重なりあって起った現象でしょう」（AEC）などと発表している。

　これら全ての言い分の底には「内部被曝」の故意の無視がある。また、こ

うした公式見解を否定するための根拠となるべき被曝線量の数値そのものの曖昧さが、放射能という現象の根本問題でもある。公式発表の言うように、そんなに低かったのか、本当か、データを見せろ、と言ってもこれと同じ数値が示されるに過ぎない。それを反駁する根拠はない。

第26章　原発の安全神話

　さて核兵器の悪を払拭すべく、また核利用技術の継続とその経済効果を維持すべく、原子（核）の平和利用がアメリカ大統領を始めとして、原子力企業群によって喧伝された。その技術の基礎は、原爆以外のもう一つの軍事利用である、原子力潜水艦の開発に基づいている。核分裂の熱を発電に用いるという平和利用は、原理的には核分裂の制御に基づくが、この制御は非常にむずかしい。そのため、原子炉は、事故の危険が常にあり、そのために何重もの安全策を講じていることになっている。そのためもあって、とくに日本では、原子力発電は充分に安全であるという神話を国民に浸透させてきた。

　例えば、図27に示すのは『福島民友』の1978年の記事の一つである。この時期行われていた原発反対運動は無視し、原発の安全性を誇大に宣伝し、市民を納得させようとするものであった。その雰囲気は、電力会社をも支配し、安全対策を疎かにしてきた。その一つの結末が福島原発事故である。残念ながら、現在の再稼働にあたっても充分な安全策を講じていない。これは犯罪に等しい。

　実は、福島原発の原子炉、沸騰水型の開発会社GEでは開発当時から、幾人かの技術者から、構造的欠陥や不備が指摘されていたのだが、そうした技術者は、会社から解雇されてきた。福島第一原発の場合には、かなりの高さの津波の危険性が技術者によって指摘されてはいたが、それも幹部からは無視されていた。

　チェルノブイリ事故が起った時、日本を含む欧米側の原子力産業は、あの

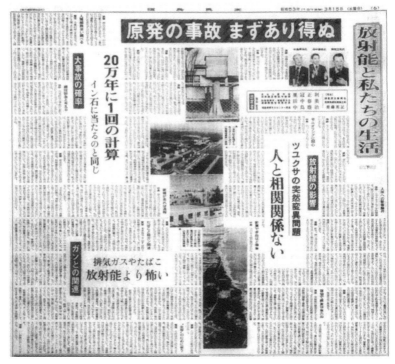

図27　福島民友新聞 1978 年 3 月 15 日付

原子炉は、ソ連が独自に開発したもので、自分達の原子炉とは違う。自分達の原子炉（BWR、PWR など）は、あのような原子炉とは違い、絶対に事故など起こさないと宣わっていた。この神話がこの度の事故で完全に覆されてしまった。それ以前にアメリカのペンシルヴァニア州にあるスリーマイル島原発での事故（半メルトダウン）はこの誇るべき原子炉（PWR）で起ったのだ。

原発は、構造の複雑さ、原理的に制御が難しいことなどから、本来、非常に危ないもので、事故は、公にはならないものが大部分だが、しばしば起っている。原発安全神話は、まっかなウソなのである。その典型例が、当時のソ連（現ウクライナ）のチェルノブイリ原発の事故であった。これは、核分裂反応が制御できなくなって、核爆発したことによる過酷な事故であった。

この事故は、政治的には冷戦状態であったにも拘らず、直ちに IAEA の管

轄下に置かれ、放射能の影響などは、公式にはほとんど伏せられた。日本政府も、福島、福井などの自治体政府も、福島事故の処理をIAEAの管轄下に置くことに同意している。そして、原発に不都合な情報の隠蔽が義務づけられている。

第27章　放射線の健康への悪影響の否定から放射能安全（安心）神話へ

　チェルノブイリ事故は、ソ連体制が傾き、崩壊の危機にある時に起ったこともあり、ソ連政府は対応に苦労した。それに乗じてIAEAが乗り込んで、その後処理をその管理下に置いた。この時に発明されたのが、「事故後の健康異常は、放射能そのものの影響ではなく、放射能を恐怖するストレスに起因する」という説明であった。放射能の物理的というか生理的な悪影響を完全否定するものである。残念ながら、現在の福島でも、こうしたウソが声高く唱えられ、「笑って居る人には放射能の悪影響は来ない」と人々を慰めている。

　これは、放射能の影響を頭から否定する態度であるが、もう少し科学的を装った放射能の健康への影響を過小評価するのが、ICRPが主導する大きな組織的運動である。

　原子炉で用いる燃料（ウラン、プルトニウム）と反応（核分裂）は、原爆のそれと同じであり、運転にともない放射性物質が大量に作られる。100万キロワットの原子炉では、1年間運転すると、広島原爆の1000発分の放射性物質ができる。日本にある50基ほどの原発が過去40年ほどの稼働で、どれほど大量の死の灰を作り出したか、これに基づいて推量してみて頂きたい。莫大な量である。世界中にある400基あまりの原発の作り出す量は？

　これらの放射性物質は、原爆での死の灰と同様な作用をする。さて、こうした核分裂に伴う放射性物質の影響を原子力ムラ側はどう扱ってきたであろうか。第2部で説明したように、放射能は、生体内の分子を破壊し、その生理的障害を引き起こす（ガンその他の病気）。放射能は本来生命と相容れない

のである。

　この事実を原子力ムラ側は認識しているであろうか。おそらく、その事実は、知っている。だからこそ、放射能の負の影響を隠蔽しようと懸命なのであろう。いや、彼らの頭脳の中では、そう信じたくないという意識が、真実を否定してしまっているのかもしれない。人類全体が、この基本的真実を認識したら、原爆・原発のように放射性物質を作り出すようなことは、この地球上ではやってはならないという結論になることは明らかなのである。

　さて、原子力ムラは、放射線に付随する問題に関して、社会的には、その防護を旗印にした組織を作り上げてきた。X-線への関心から発したIXRPCは、利害の一致から原子力側（マンハッタン組織から派生したNCRP（National Council on Radiation Protection and Measurement=米国放射線防護測定委員会）と手をくみ、ICRPに組織替えした（1950年）。原爆の人間への影響を調査するため（原爆症治療を目的にしたものではない）に発足したABCCが原爆被爆者に関するデータを集積した。しかし、それは1950年からで、初期の被害は対照に入っていない。それはやがてはRERF（放射線影響研究所）に受け継がれた。

　これらの上に、国連の権威をかりたUNCSEARがあり、そして核産業全体に目を光らせ、それを護衛するIAEAがある。これらおよびその関連組織に巣食う人脈や企業に関しては、中川保雄（2011）に詳しい。

　現在世界の多くの国では、放射線の安全基準は、ICRPが設定したモノに従っている。ICRPが、人間の生命よりも、核産業の利益優先を念頭に、その安全基準を設定してきたことは、彼らの提唱する安全基準そのものがいかに変遷してきたかを見るとわかる。すなわち、許容線量レベルは、1954年には「可能な限り低く」、1956年には「実現可能でなるべく低く」、1965年には、「容易に達成できる低レベル」となり、1973年には「あまり無理なく達成できるレベル」と後退した。

　これからみても明らかなように、彼らの許容基準には科学的根拠はなく、コスト／ベネフィットの値をなるべく低くするべきという経済的根拠に基づいている。コストには、汚染地区からの住民の避難のための費用などの他に、命とか健康に生きることを犠牲にするコストも含まれるが、非常に過小評価されている（例えば、10万人に1人のガン死は許容して良いなどとされ、1人の

命に値段までつけている）。しかし、こうしたコストは元来、金銭的に評価できるものではない。

その上、彼らの基本的態度を隠蔽し、いかにも科学的根拠に基づいて議論しているように装うことに懸命である。その根本は、放射線が人体に与えるであろう影響（吸収線量）を、まず人体全体への放射線からのエネルギー値（物理量）で表現する。これは、J/kgで表され、これをGy（グレイ）と定義。生物への影響は、エネルギー値もだが、その種類に依存するので、このファクター W_r（放射線加重係数）をGyに掛けて $W_r \times Gy = Sv$（シーベルト）を定義し、これを等価線量（当量線量ともいう）とする。この値の単位は、曖昧なままである。また、実効線量当量というものも定義する。これは、各臓器へ、どの程度影響するかという係数（W_t）を掛けたものの全臓器・組織についての総計である。W_t は広島・長崎の死亡者数（各臓器あたりの死亡率）から割り出しものである。これらは、ある程度科学的に意味のある定義ではあるが、Gy、Svの定義そのものが、放射能の生体への影響の実質を表現できていないことは、すでに第2部で議論した。

また内部被曝にも考慮するとして、預託線量なる値も議論され、詳細な計算に基づいて、大量の換算数値（Bq値を生涯にわたるSv値に変換する係数）を提供している。この計算のために、各種の放射性物質の生物的半減期（その年齢による違いなども含めて）を仮定しているが、放射性物質の体外への排出は、半減期を仮定できるような現象ではない。したがって、この仮定のもとに算出された大量の数値は、実際上、大して意味のある数値ではない。というよりも、多くの場合、過小評価になる。というのは、放射性物質の排泄は、多くの場合、エクスポエンシャルではなく、比較的迅速に排泄される部分もあるものの、その後の残りの部分は、排泄が非常に遅くなるというケースが多い（第10章第4節参照）。

こうした様々な数値が定義されているが、科学的に厳密に測定しうる値は、Bq値のみである。また、線源をコントロールしうる機器（X線発生装置など）からのGy値は正確に決定できる。しかし、環境に放出された線源からの放射線が個人に与える線量（Gy、Sv）は、空間線量とその個人の調査期間での行動から推測されるのみである。

空間線量は、地上1mでの値と定義されているが、人間は地上1mの所で

のみ放射線を受けるわけではない。特に小さい子供はもっと低い位置で照射される。放射線源が地上（土中）にある場合には、地上すれすれ（5 cm）の線量率は1 mでの値より数倍大きいことが普通である。小さな子供たちが野外で遊ぶ場合には、地上すれすれから地上50 cmぐらいの線量が問題になる。

　もっと基本的な線量を低く見せる方法は、空間線量モニターそのものに手をいれて、実際よりも低く表示するようにすることで、実際に行われているようである。多くの個人や組織が、実際にモニター周辺で線量を測定し、モニター表示の数値と較べることを試みている。多くのケースで、50％ほど低めに表示されるように設定されているようである（例えば、矢ケ崎、2014; Yagasaki、2016）。モニターばかりでなく、モニターの近辺は除染を丁寧にして、線量が低く出るようにしているが、少し離れると、線量は高くなる。

　なお内部被曝量となると、現状では、意味のある数値を得る手段はほとんどない。ホールボデイーカウンターの問題は別に議論した（10.1節後半）。

　いずれにしても、放射線量について、様々な数値（当量、実効、預託などなど）を定義し、いかにも科学的を装い、そのうえ、普通市民が、どの数値が何を意味するのか、どうなっているのか、はっきり理解できないようにしているかに見える。しかし、人々は数値を示されると「科学的」と思いがちである。放射能の健康への影響に関しては、ほとんどの場合、関係する数値（線量）そのものは、推測値の域をでない。それに反論するための十分な根拠を得ることはほとんど不可能に近い。そして、原子力側の科学者・専門家は、こうしたICRPの理論や数値を科学的真実と主張する。これが、市民には、権威からの御託宣として、信じ込まされる根拠になっている。

第28章　放射線の健康障害の真実を語る科学者の排斥

　現在の世界で、最も基本的な問題の一つは、経済的・政治的に権力をもつ側の犯罪的行為を暴露する者（いわゆるホィッスルブロアー）は、なんらかの形で排斥・抹消される傾向があることである。このような例は枚挙に暇がないが、原子力・放射線関係での数例をあげる。

　まず卑近な例では、京都大学原子炉実験所に属するいわゆる「熊取6人組」、特に小出裕章、今中哲二両氏がある。この人達は、原発の危険性、放射能の危険性を生涯をつらぬいて発言してきた。この場合は、排斥されたわけではないが、大学教員としての通常の昇進コースから外され、退官まで助教に据え置かれた。原発関係ではないが、公害問題に深く関わった宇井純氏は、やはり東大では助手に据え置かれ、転職するのを余儀なくされた。こうした考え・行動する人達とは反対の態度をとる人達が、御用学者と呼ばれ、大学での地位も安泰である。現在若い学者が、より良い地位を得んがために、なりふり構わず御用学者を演じているケースがよくみられる。反対に、現在の日本では、前者のような学者が少ないようである。真摯な科学者でも、あまり過激（と見られる）発言をすると、研究費ももらえなくなると、声をあげないことがあるようである。これには研究費の支給の仕方にも問題がある。しかしここではこれ以上追及しない。

　アメリカの原爆・原発開発にともなって、それがもたらす健康障害がある種の科学者には意識されるようになった。そのことを上司や指揮官に告げると、上官たちは、「いまさら危険があるなどとはいえない、否定し続けるしか

ない」という見解であった。これが今でも続いている。事実の隠蔽のためには、事実を語り、公表する科学者から、事実を知る機会（研究も含め）を奪い、公に発表する機会をとりあげることをやる。そして、場合によっては、そうした科学者を貶め、市民の不審をかうように画策する。こういうやり方はなにも科学者のみに行われているわけではないが。

　アメリカの著名な科学者で、こうした仕打ちを受けた人は多い。2、3の例をあげる。1965年、トマス・マンキューソ（T. Mancuso）、ピッツバーグ大教授は、AEC（Atomic Energy Commission）の要請を受けて核兵器産業労働者50万人への低線量放射線の影響を研究するチームを指揮することになった。その結果、1970年には、ワシントン州立大の疫学者が見つけたハンフォードのプルトニウム製造所に働く労働者にガンを患う人が多いという結論に、反論することを拒否した。AECは1977年には、充分な成果をあげていないという理由で、彼を解雇した。しかし、彼は、科学的真実をまげることは拒否した（Mancuso、2004; 中川保雄、2011、p166-168）。

　本書の他の所でも紹介したエルネスト・スターングラス（E. Sterngalass）博士、ピッツバーグ大学は、大気圏核爆発実験の禁止条約成立に一役かった。そのためもあって、核実験が行われている間、アメリカ国内で、新生児の死亡率が上昇したことなどを突き止めて、発表した。彼は、1979年11月、ペンシルバニア州都ハリスバーグでの記者会見でこうした結果を発表するよう招待された。彼はスリーマイル島事故原発周辺の郡で、新生児の死亡率が急に上昇したこと、またその影響は遠くピッツバーグ辺りにまで及んでいることを発表した。この発表の結果起ったことを彼の著書『秘密の放射性降下物』（1972、1981）から引用する。

　「主要なニュースネットワークのテレビカメラが構えていたし、ニュース記者の何人かは、記者会見の後で、私にインタビューをした。しかし、その晩も翌日も、ピッツバーグの地方版にも、全国テレビニュースでも、新生児の死亡率の増加という私の発表については、一言も触れなかった。ラジオでは、ほんの短い報道は少しはあったが、ピッツバーグ、フィラデルフィアでは、この記者会見については一言も言及されなかった。それはまるで、ハリスバーグを取り囲む鉄のカーテンが降りてきて、低線量放射線による深刻な影響についてのニュースをアメリカ全国、世界からシャットアウトしたが如

きであった。原子力に関係する産業、軍部、州および国家政府などが、こうした事実を国民に知らせないようにしている。……」

その後、メデイアや行政側は、発表内容を誤りと主張し、この発表者の人格を貶めるような工作も行った。ニューヨークタイムズは、彼を「狼少年」になぞらえるまでした（NYT、2014）。しかし、彼の見出したこととその結論の正当さを指摘する研究者もあり、権力側がデータを操作して、違いがはっきりしないように工作したことを立証する人も出てきた。しかし、公式見解（スリーマイル島事故では重大な健康障害はなかった）が変えられることはなかった。

最も酷い仕打ちを受けたのが、ベラルーシのゴメリ医科大学長のユーリ・バンダジェフスキー教授（Y. I. Bandazhevsky）である。彼は、チェルノブイリ事故の被曝問題に多大の貢献をした。セシウム-137による内部被曝の実態を、被曝犠牲者の死後の解剖により、各臓器の放射能（Bq値）を測り、死因との因果関係を検証した（図17参照）。内部被曝を直接的、実体的に証明した初めての結果である。この結果、権力者側の、低線量の健康への影響は心理的（恐怖によるストレス）なものであるといった主張を真っ向から否定することになった。これが、原因で、彼が学長を勤める医学校への入学に関する、収賄の容疑をデッチあげられて、1999年から8年間投獄された。その後、容疑の根拠が明確にならず、また内外からの抗議の声もあって、釈放されたが、その後も身を隠すなどのプレッシャーに晒されている。

それ以前にも、ソ連時代に、権力側に不都合な追求をして迫害された人がいた。第1章第3節に述べたキシュテイム事故の原因・結果を追求したジョレス・メドベージェフで、彼によって、この事故の大凡の輪郭が解明されたのだが、そのため、彼は、1970年に精神病者として強制収容された。ソルジェニツインなどの努力で開放されたが、イギリスに亡命せざるをえなかった。

バンダジェフスキーの冤罪が知らされたのは、キエフで2001年に行われたチェルノブイリ会議であった。この会議ではヤブロコフ（A. Yablokov）、ネステレンコ（V. Nesterenko）、その他のロシア、ベラルーシ、ウクライナ側の科学者、医師、スイスの科学者フェルネクス（M. Fernex）、イギリスのバスビー（C. Busby）などが事故による深刻な健康被害の実態を報告した。しかし、これらの報告の最中に、ベラルーシの保健省長、IAEA代表者、UNSCEAR

代表者などが、科学的根拠からではなく、単に発表を黙らせるように反対の声を荒げた。この様子は、ドキュメンタリーフィルム「真実はどこに」（Tchertokoff, 2004）で明らかに見て取れる。しかも、こうした健康障害の実態は、会議の最終報告には取り入れられなかった。

　なお、研究者が排除されるのみならず、こうした体制側にとって不都合な研究成果の発表は、論文審査の段階で拒否されるだけでなく、発表後も、発表機関誌から削除される例もある。ロシアの医学会誌から、バンダジェフスキーの論文など、原発放射能関係の論文がかなり削除されたとの情報もある。すべて、核産業側という支配勢力が、懸命に核・放射能の負の面を隠蔽する試みであろう。

第29章　健康を問題にしないエートス運動の問題点も

　原発事故に伴う問題は多様であり複雑である。原発そのものの事故処理は別にして、土地、人、動植物、環境に様々な影響を与える。汚染された土地で生産される農産物、畜産物、それに従事する人々、その他の職を持ちそこに住む人々、また、事故と汚染のために職を失った人達に対して、放射能汚染がどのような影響を及ぼすか。汚染への懸念が、1人1人の人にどのように反映され、それが、家族の関係にどのように影響するか。農作物その他への影響は、実質的影響と風評被害とがあり、それが錯綜している場合もある。これは後述する。

　深刻な問題はやはり、放射能汚染が及ぼす健康への影響に対する懸念である。悪影響を避けるため、特に放射能に敏感な子供たちや妊婦が、汚染の少ない地域へ避難すべきかどうか。高汚染地区は、居住不可とされ、住民は、避難させられている。しかし、地元自治体も政府も、そうした避難のコストを低減すべく、避難解除をなるべく早く宣言したいため、除染を強調して、帰還に躍起である。また地元自治体の職員にとっては、住民があっての職員であり、住民が帰還しなければ、職が消失する。そのためにも、住民に帰って来てもらわなければ困る。そのため、帰って来た住民に被曝の危険が増すことには目をつぶることも辞さない。

　チェルノブイリ事故に関して、「エートス（ETHOS）」なる運動が、CEPN（Nuclear Protection Evaluation Center; ICRPと関連）によって導入された。こ

の運動の主なゴールは、汚染地区に住む人々が、放射能を自分達のコントロール下に置き、自らの生活を自分達で律することを援助するものとされている（これは、エートス運動についての簡単な紹介文 ETHOS〔2007〕からの引用である）。健康は問題にされていない。これはベラルーシのオルマニー村で1996～1998年に実施された。なぜオルマニー村かというと、その村が、高汚染区と比較低い地区との中間にあって、住民はそこに止まるか、政府の援助で避難する権利をもつ選択の余地のある地域だったからである。この村のCs-137 による汚染は、185～555kBq/㎡であり、ここに止まる場合の被曝線量は、1～5mSv/yとされている。住民は、6つのグループに分けられ、それぞれが、別々な作業を行うようにされた。その作業には、子どもの保護、牛乳生産の汚染度測定などがあった。これを組織した側からの報告によると、このプロジェクトは成功であった。結果として、農家の農業生産や、子供達の放射線からの防御などに関して生活態度が向上したとのことである（Lochard, 2007）。

しかしながら，エートスに関する国際セミナー（2001年）で、この村の小児科医は、この期間に人々の健康状態に関しては、ひどく悪い結果であったと証言した。彼女によれば、新生児の健康の悪化や村人に重病の急増が見られ、プロジェクト前には健康な子どもは80％いたのに、プロジェク後には20％に減少した。オルマニーから400kmにあるブレスト村では、1986～87年に較べて、子どもの病気発症率は10倍に増えた。彼女の報告は、セミナーに参加していた M. フェルネックス（スイス）によって、外部に知らされたが、セミナーの公式記録には掲載されなかった。

エートス運動は、人々の健康には関心がない。関心のあるのは、経済問題、すなわち、原発事故の引き起こした問題をいかに安く処理するかである（主唱者 Lochard 氏は科学者ではなく、経済学者）。エートスは同様な意図をもつコアー運動（CORE=Cooperation for Rehabilitation）なるものに格上げされ、国連環境開発計画（UNDP,United Nations Development Program: http://un.by/en/undp/db/00011742.html）の援助の下、今もベラルーシで施行されている。

現在、ICRPは、エートス的な運動を日本に導入しているようである。それは、汚染地帯の人々に、安心感と、事態を自分達がコントロールしているという意識を植え付け、汚染地帯に自らの意志で止まるようにする。すなわ

ち、自分達の意志で、自分達の為に選択した生き方で、後に何らかの被害が生じても、誰を非難することもできない。しかし、これに関わっている人達は、誰にも教唆されたわけではなく、人々に自立した安心感のある生活を与えることを真摯に意図していると主張している。しかし、最近の福島民友による、福島現状の報告には、先のエートス運動主導者ロシャール氏が登場している（福島民友 2015.12.15）。エートス運動を含め様々な原子力ロビー側のやり方を徹底的に暴露した動画（UPLAN20160327）を付け加えておく。

　いずれにしても、安心神話もエートス運動も、「放射能など心配はいらない、これからも原発と共存していきましょうね」という雰囲気を人類に押し付けようとする試みである。

　こういう雰囲気が主力を占めて来ると、健康被害を実感し、またはその可能性を主張する人達が、慰められるどころか、むしろ非難される。そして、そうした真実を伝えようとする発言が抑えられる。こうして、健康被害の実態が、政府・地方自治体という上からではなく、住民の側で、覆い隠してしまうという結果を生んでいる。もちろん、住民の側でも、真実に目をつぶらず、健康被害に関して発言する勇気のある人もいないわけではないが、少数派のようである。

　福島大の荒木田岳氏は、次のように発言している。「福島では、一部の人によってではあれ、自発的に『住み続ける権利』が主張され、現地の安全性に疑義を挟むことは『住む者に対する冒瀆』だと主張されているからである。同様に、福島の農産物の安全性に疑義を呈することも、『安全だと思って食べている人を侮辱すること』だとされるのである。現地を心配する声が、現地の人々によって諫められ、怨嗟されてきた。自称『福島の応援団』が現地に何をもたらしたかは明らかであろう」。（荒木田、2015）。

第30章　脱（反）原発対脱被曝

　福島第1原発の事故は、深刻で、事故を起こした1～4号機の廃炉は直ぐに決まった。修復のしようがないのだから当然である。福島県民の多くは、残る第1原発の2基と福島第2原発のすべての廃炉を主張している。これは「脱原発」、もう原発はいらない、という動きである。

　これに呼応して、しばらくの間は、日本中で、もう原発は要らない、やめにしようという「脱原発」の雰囲気がもりあがった。そして、事故後再稼働した大飯原発が定期検査状態に入って停止した後、ほとんど2年間、日本にある50基（フクイチの4基を除く）全てが停止した。その間、火力発電の稼働率が増加はしたが、全体として、電力不足は、一時もなかった。すなわち、50基ある原子炉による発電は不要であることがはっきりと示された。脱原発は、いまこそ実現へ向かう好機なのである。

　それにも拘らず、電力企業と政府は、原発継続を推進し、原子力規制委員会なる組織を発足させて、規制を強化したうえで、その規制に合格しさえすれば、再稼働を許すという体制を作り上げた。この委員会は、原発関係の人間によって構成されているため、原発の危険性・経済性その他を、十分に客観的に議論する場にはなっていない。しかも、委員長自身が「この審査は、規制条項に合格したかどうかの判断を下すのみで、安全性を保障するものではない」と宣っている。

　もちろん立地自治体の賛成も必要だが、自治体の長は、原発に付随する特別交付金その他を保持したいこと、しかも原発そのものからの税収入、そし

て住民の雇用の確保などのために、住民・国民の反対にも拘らず、賛成に踏み切る場合が多い。こうして、市長・県知事などの承諾が得られさえすれば、地元の承諾を得たことにされる。

こうした動きや日本全体の雰囲気の変化、特にオリンピック開催の盛り上げと期待感などに伴って、脱原発運動は、次第に衰退してきたようである。それには、反原発を最初から掲げ、国民全般の脱原発の雰囲気を醸してきた人達が、福島県人の苦労に寄り添うと称して、被曝を過小評価して、被曝を許容する態度に変貌してきたことも寄与している。いや、過小評価というより、今回ぐらいの低線量では、健康への悪影響はないと主張する。

現実には、福島の子供たちに甲状腺ガンが多発しているばかりではなく、白血病も多発している。そしてこれは、福島県内に限られているのではなく、周辺地域（関東地方など）でも、心臓に関する病気（心筋梗塞、心不全など）を始めとして多くの病気が、増えているのである（第2章7節）。

こうした現実をこの人達は無視しようとしており、事故からの放射線による健康障害があると主張するのはデマに過ぎないと攻撃し、こうした主張をする人たちを「脱被曝」派と規定して、非難している。特に、福島の子供達の甲状腺ガンは事故による放射能とは無関係であると懸命に主張している。その根拠は過剰診断にあるという。だから、このような検査をより広範に行うこと（それによって、福島だけが異常なのかどうかを判定するために）を、過剰診断で、不必要な診断を下す可能性があるとして、否定しつづけている。この人達の言い分は、反原発（脱ではない）の旗を掲げているために、一般国民は信用しがちである。そしてこういう人達は、上で述べたエートス的な運動も支えている。

脱原発の必要性の基本的な理由は、それが生み出す放射性物質が出す放射線が生命と相容れないことと、そのため生み出される放射性廃棄物の処理・安全管理が非常に困難であることである。その放射線被曝の影響を過小評価することは、反原発の理由をあいまいにすることになる。脱被曝を非難しながら反原発を主張する人達は何を根拠に反原発を主張するのだろうか。

以上では、「反原発」と「脱原発」を分けて議論したつもりである。これは微妙な差と思われるが、実際にはほとんど180度ほどの意識の相違があるらしい。反原発では、今回の福島事故に対して、その不備などをあげつらって、

この原発事故を非難するが、原発そのものを廃棄し、脱原発に向かおうとする意識は希薄に感じられる

　いずれにしても、現今、反・脱原発の気運は、だいぶ薄れてきている。それには、政府、原発企業側の強引な再稼働、それへの反対運動が弾圧ではないが、無視されている状況があり、また、福島の小児甲状腺ガンについての原子力ムラとの論争などなどに時間とエネルギーを割かれるので、本来の脱原発への意識が薄れざるを得ないようである。これは日本にとって非常に危険な状態である。

　しかし、最近、地方の裁判所で、原発の不合理さ・危険性を充分に理解し、原発の再稼働阻止の判決がいくらか出てきたことは、心強い。2016年2月29日に再稼働した高浜原発4号基は、発電作業中に緊急停止し、原因不明のままであった。この事態を受けて、原因が解明されるまで、稼働をすることを禁止する決定を大津地裁が出した。こうした判決の論理は、充分に合理的なのであるが、こうした判決を被告企業が上告し、覆される例も多い。それは、勇気ある判決を出した裁判官を、配置換えすることによって、先の判決を無効にしてしまうという卑怯な手が使われたりするからである。これは、体制側にとって都合の悪い科学者を排除するのと同様なやり方である。

　このように、日本の司法制度が体制に支配されているのが現実であるが、それにも拘らず、合理的判断を下す例があることは、まだ、司法制度が全部、役に立たなくなったわけではない。多くの裁判所が、こうした例にならって、原発の危険さを充分に意識して、合理的な判断をくだすことができれば、「脱原発」に貢献する。いや、「脱原発」の推進力になる。

第31章　風評被害

　福島住民側で感じられる、福島住民以外の人からの不当な仕打ちを風評被害というようである。

　最も単純な誤解に基づく風評被害の一つは放射能障害の伝染性という誤りに基づき、放射線被害を受けた、またはその懸念のある人に近づくなという馬鹿げたものである。外部被曝で影響を受けても、その原因になった放射線は、その人にまつわりついているわけではない。また内部被曝の場合、内部に入り込んだ放射性物質が、他の人に移ることはない。ただし、ひどい内部被曝によるγ線が、その人に近接する場合、影響する可能性はゼロではない。

　より深刻な問題は、放射線が遺伝子に影響して、その人が結婚した場合、その影響が生まれて来る子供に現れるかもしれないという懸念である。これは現実に起きる可能性のあることであり、風評被害というわけではないが、当事者の人生にとって重大な問題である。遺伝子の変異は、血液からの染色体を調べることで、ある程度のことがわかる。染色体の異常が検出された時点で、医学的判断に委ねることはできる。このように充分な情報に基づかなくとも、放射線の影響を懸念して、妊娠を中絶する女性が増えているらしい。確実なデータはないが。

　福島県で生産される米をはじめとした食料品の汚染度についての風評被害が最も大きな問題である。法的には、食料品中の許容線量が規定されている。これは、国によって違う。ということは、科学的な根拠はなく、経済的・

政治的に決定されている。理想的には、全く汚染されていない、すなわち 0 Bq/kg が望ましいが、現実には、全地球上が放射線（天然・人工由来のもの）にすでに汚染されてしまっていて、0 Bq/kg は厳密には期待できない。

　さて、福島産であろうと他の産地のものであろうと、規定値（例えば、通常の野菜などは 100 Bq/kg）以下ならば、市場に出せる。ところが、福島県外の人が、それに疑念を抱いて、危ないから福島産を購入するのを控える。これが風評被害の最たるもののようである。これは野菜に限らず、福島産の米、畜産物（牛乳も乳牛製品も含めて）、海産物についても行われている。このような風評被害なるものが、実際どの程度現実であるのか定かではないが、この問題は複雑である。

　まず、規制値を信用しない人がいる。また出荷にあたり汚染度をチェックするとはいえ、それは充分に信用できないと思う人がいる。それは、サンプルチェックに過ぎず、全ての出荷物1個1個についての数値ではないので、信用できないと考える人もいる。米は、全量検査となっているが、1袋ずつ検査をするとはいえ、その全量検査なのか、充分に時間を掛けて測定しているかなど、その詳細（γ線だけでなくα、β線も調べているのかなど）を知らないので、信用できないと考える人もいる。ただし、本当に安全（低汚染）で、例えば、関西の生産物と同じ程度と証明できる場合もあるであろう。それなのに、消費者が信用しないということはありうることである。

　こういう現象は、放射能の場合には起りやすい。他の生物・化学毒物による場合には、かなり明瞭に消費者が判断できるが、放射能の場合は難しい。風評被害を被っていると考える側は、こうした現象を引き起した東電を非難することはせずに、消費者を非難する。疑いを持つ消費者を非難するということは、放射線の負の影響を無視せよということに等しく、原子力側を支援していることになる。非難する対照を間違えている。

　そして、2014 年春に大騒ぎを引き起こした「美味しんぼ」の鼻血論争も、鼻血が実際起っているにも拘らず、政府、福島県、地元自治体は、それを頭から否定した。その理由の一つは、鼻血が多くの人に起っていることを認めると、放射能がまだ蔓延していることを認めることになり、福島産品について、風評被害が引き起されるからというものであった。どんな現象であれ、放射能汚染がまだ継続していることを示唆するような発言は、風評被害を引き起

すからと非難される。

　2016年1月、廃棄を委託された冷凍のカツを横流ししたという事件が発生した。横流しした廃棄物処理業者は、警察への事情聴取で、「福島第一原発の事故の風評被害で売れなくなった食品を売ろうとしたのが、キッカケだった」と述べたそうである。「最初に福島産の『じゃこ』を買った。つくだ煮にして転売した」とも話した（http://www3.nhk.or.jp/tokai-news/20160123/5282861.html）。風評被害を被り消費者に苦情を呈するばかりでなく、その裏では、そうした被害物件をひそかに売りにだすことがされている事実が露呈した。こうしたことは、今回に限らず、以前から噂には上っていた。

　汚染された土地、海域で取れた食料品に関する汚染度の評価は、先にも述べたが、食べる人が、食べる寸前に、自分の食べる分の放射線量を実測する以外、確実性がない。これでも通常はβ線、α線までは測れない。こんなことは、日常では不可能なので、そうした食料品は、放射能汚染など問題ないという人達、そしてこの複雑な問題を引き起した会社の責任者が、率先して食し、問題のないことを証明するべきなのであろう。

第32章　復興への舵取り

――明るい未来を作ると称して被曝を無視

　東日本大震災の主たる被害は地震・津波によるものであり、その復興には支援の問題なども含めて課題が多いが、それでも、地元市民の努力もあり、進行している。

　福島の場合は、東電福島第一原発の過酷な事故とそれに伴う放射性物質の放出による汚染の問題が、復興を非常に難しいものにしている。これが、化学物質（毒物）による汚染の場合ならば、その影響は限定的なので、除染は比較的容易である。もちろんそういっても、水俣病やイタイイタイ病などの公害では、解決には長い時間がかかったし、現在も完全に解決されたとは言いがたい。放射能による汚染は、これとは比較にならないぐらい、もっともっと厄介なものである。

　それは、上に述べた２つのケースと較べると、汚染地域は、比較にならないほど広い。そして、健康障害の出方は、非常に微妙で、しかもあらゆる健康障害（ガン、その他、心疾患、消化器系統、腎臓などのほとんどの臓器に関する病気など）が現れる可能性がある。これが、先の２大環境問題と異なる点である。

　ただし、健康障害を受けた人は、数的にはまだ少数である。18歳以下の子供たちに発生した甲状腺ガンは、38万5000人中174人。これは小児ガン発症率としては異常に高率であるが、福島県全体の人口比にするとわずか0.043％。おそらく、福島県内で現在までに放射線による健康障害を被った被害者（あらゆる病気による）は、おそらく全人口の精々１％ぐらいであろう

と思われる。そして、その大部分は放射線の影響だなどとは意識していない。放射能の影響を意識している（自身で証明できるわけではない）人はほんの少数である。これは何を意味するかというと、大多数の福島県民は、放射線の影響をまだ受けていないし、受けていてもそれと意識していない。したがって、そうした大多数の人々は、今回のような低線量の放射線の影響は大したことはないという原子力ムラ側の宣伝を信じることになる。

　原子力ムラ、中央政府、福島県行政、そして市町村レベルまで、そうした雰囲気に便乗して、放射能を人々の意識から払拭すべく、そのことを完全に無視した様々な政策や催しなどを行っている。そして、人々の暮らしが第一であり、正常化（復興）のために最善の努力を費やしていると宣う。そこでは、放射線の「ほ」の字も言及しない。正常であることを喧伝するために、通常以上の催しなどを行っている。それは、スポーツであったり、エンターテインメントであったり、また、若者を駆り出しての高汚染地域を通過する高速道路の清掃であったりする。オリンピック競技の一部を福島でといった提案まであった。福島では放射能などという問題は存在しないのだよ、という雰囲気作りである。

第5部 なぜ原発はあってはならないか

現在地球上には、およそ440基の原発がある。その大部分はまだ稼働しているし、中国、インドその他、人口増大と工業生産拡大などのためにエネルギー需要が増大している国々では、さらに原発の依存度を高めようとしている。

　事故が起ったらどうなるか。アメリカのスリーマイル島の事故（1979年）では、明らかに燃料棒がメルトダウンした。比較的速やかに処置できたため、融解したのは約半量ですんだ。しかし、その部分を処置するのにその後20年を要した。その間に放出された放射性物質の影響は、公には、無視された。チェルノブイリの大事故は、30年経った現在でも、燃料棒は石棺に囲われたまま、処理されていない。その生き物への影響は甚大なものがあるが、公には十分に知らされていない。福島の事故に至っては、3つの原子炉の燃料棒がメルトダウンし、その存在場所、形体など、まだ何もわかっていないし、放射性物質は漏出し続けている状況である。

　事故を起さずとも、核燃料を使えば、必然的に大量の放射性物質が出来、それをなんとか処置しなければならない。一度使った核燃料である高濃度廃棄物をどこにどうやって安全に保存するのか。それも、数世紀どころか、数十万年という長期間（人類が存続しているかどうかも不明）にわたって、安全が確保されねばならないのである。大量の低汚染物（土壌も含めて）はどう扱うのか。

　もう一つのやり方は、使用済み燃料から有用物（ウラン-235とプルトニウム-239など）を回収し、それを燃料に再利用しようとする核燃料サイクル、そして更にプルトニウムを用いた増殖炉（日本の「もんじゅ」）では、プルトニウムを作り、それを燃料にという理論的には、有効な方法が考えられているが、増殖炉は30年を超す研究暦にも拘らず、「もんじゅ」は運営の不手際ばかりで、成功の見込みがたっていない。他国ではもう放棄されている。もちろん、増殖炉が、放射性廃棄物問題の解決になるわけではない。

　これからの原発建設で、いかに安全性が改良されようが、原子炉の構造の複雑さと、原理的な制御の難しさにより、事故の可能性はとても無視できるほど小さくはできない。しかも、現存の原発は老朽化し、今後、事故の可能性はますます増大する。日本はさらに、強力な地殻変動に遭遇し易い環境に位置している。

そのうえ人類は現在、核廃棄物の安全処理に最終的な解決策をもちあわせていない。いや完璧な処理法はないのが事実である。このことは、おそらく、原子力に関係する人々は充分に承知しているであろう。それにも拘わらず、原子力産業（原爆と原発）を維持し続けようとしている。その理由は、それによって利益がもたらされるからである。これが唯一の理由である。自分達の利益温存のためには、どんな被害でも、人々に忍従させるべく、あらゆる手段を尽くしている。また、日本の現政府が画策しているらしい核兵器保有のために原子力産業を保持するという理由をもつ国もかなりあるらしい。

　なぜ、原発の問題には解決策がないのか。根本的な理由はこれまで述べてきた放射能・放射性物質の性質にある。すなわち、（高エネルギー）放射線は、化学的物質（地球上のあらゆるモノ）、特に生命と相容れないからである。だから、そういう物質を、地球上の生命に悪影響を与えないやり方で処置、保存しなければならない。しかも、これらの物質のあるものは、長い半減期をもち、その間悪影響を与え続ける。例えば、現在最も問題にされているセシウム-137の半減期は30年。ということは、その10倍の300年経って、ようやく現在量の1000分の1程度になるので、今、これ以上セシウム-137を作るのを止める（原爆・原発廃止）としても、少なくとも後3世紀は、なんとか、漏洩したりしないように、保存しなければならない。放射線はそれを保存する器（化学物質）を傷つけ、破壊する可能性もある。ところが、プルトニウム-239になると、半減期は2万4000年。支障なくなる程度（1000分の1位）になるには24万年。そんな長期にわたって、安全な保管器と保管場所は地球上にあるだろうか。地球は常に地殻変動を起しているのに。他にも半減期の長い核種が、核反応中に出来る。

　これからわかるように、そもそも、放射性物質は地球上にあってはならないものなのである。もうこれ以上絶対に増やしてはいけないのである。ただし、ウラン-238、ウラン-235、トリウム-232、ラジウム-226/ラドン-222（どちらもU-238の崩壊生成物）、カリウム-40などの地球が出来た時から、天然にあるものは避けるわけにはいかない。幸いなことには、これらは、地球上の生命の大部分に対して、目立つほどの影響を与える状態（存在量と存在形体・場所）にはない。例えば、ウランやトリウムは地球内部にかなり分布していて、その崩壊熱は地球内部の発熱にかなり寄与している。地球表面近辺には、

鉱物として存在し、かなり局在しているので、それを掘り返すようなことをせず、そっとしておけばよい。ただ、花崗岩などには、かなり分散してだが、含まれてはいる。しかし、崩壊して生じるラドンは、気体なので、どうしても、鉱物から漂い出て来てしまう。これは地球上の生命に少なからぬ悪影響を与えている。

　どれをとっても、あってもよい放射性核種はないが、最も微妙で、扱いの難しいのが、β線を出すトリチウムである。これは水素の同位体で、水素は水をはじめあらゆる生体物質に含まれるので、トリチウムは、これらの物質に入り込む。通常の分子（たとえば、炭水化物）に取り込まれたトリチウムを取り除くことは不可能である。

　いままでに環境に放出された（原爆投下、核実験、原発事故、正常運転下の原発）人為による放射性物質からの放射線は、どんな影響を与えているであろうか。原爆投下の結果は、すでに充分に検証されている。また核実験からの放射線の影響の事実も知られている。チェルノブイリの事故の健康への影響のデータは夥しいものがある（第1章参照）。これらは事実なのだが、事実そのものを認めない側があり、事実は認めても、放射線との因果関係は、頭から否定する人達もいる。これらの人達の唯一の言い訳は、放射能の物理的・生理的影響ではなく、放射能への恐怖心こそが、健康への悪影響の原因であるという主張である。放射線との因果関係がないという証拠は誰も提出していない。

　しかも、認めないばかりでなく、事実を隠蔽して、あまり人目につかないようにしている。そのため、人類の大部分は、こうした事実（放射能は生命と相容れない）を認識していない。このまま推移し、原発は増やされ、放射性廃棄物は増え、その安全な置き場所も確保されない状態が続くならば、人類ばかりでなく、地球上の生命は、消滅せざるをえない。

　チェルノブイリでもそうであったが、放射能の悪影響を受ける人の数は年をおって増えるばかりである。それは放射性物質は、半減期にしたがってしか、減少しないからである。いわば、「煮ても焼いてもくえないやつ」なのである。したがって、居住区域の（半減期の長い $Cs\text{-}137$ とか $Sr\text{-}90$ などによる）線量は、除染によって除かれない限り、数年の単位ではあまり変化しない。ということはそこに住む人の累積被曝線量は、増加する一方で、したがって、

健康障害の起る確率は増大する。一時期人に影響しない状態にあった核種が天候変化、微小生物への付着（そして再飛散：北ら、2016）などに伴って、人間に影響を与えるような状態になれば、影響を受ける人が増える。別の場所へ移動することもあるが、新しい土地で人々に影響する。

　また、放射性物質が体内に入ったためにある人が死亡したとする。これが細菌による死であったら、通常は細菌も人と一緒に死ぬし、死ななくとも、焼却の際には死ぬ。しかし、放射性物質は生き残る。だから墓場に残るか、焼却炉から灰とともに吐き出されて環境に散らばるかする。いずれにしても、その放射性物質はやがて、他の人に影響を与える。放射性物質はこれ以上増えなくとも、その影響を受ける人はどんどん増えるのである。原発を継続して放射性物質を増やしていったらどうなるであろうか、想像して頂きたい。影響を受ける人の数が増すのである。

　この（半減期）ほかに、時間が経つと健康障害が年と共に増加する理由には、病気、特にガンには潜伏期間があり、被曝後すぐにその影響が現れずにかなりの時間が経過して後に、表面化するという理由もある。

　人類が1世紀ほど前に原子、素粒子、原子力などを発見した。そこまでは、人類の知識の増大・進歩には違いない。素晴らしい成果である。しかし、原子力が核力（かくりょく）という、地球上のあらゆる現象（生き物も）の原動力である電磁気力とは桁違いに大きい力の支配する現象であること、そのために、核力現象と電磁気力現象が交錯する時（放射線の化学世界・生命への作用）には、電磁気力現象は、核力には太刀打ちできない。ということは、化学世界が核力に破壊されることを、充分に意識せずに、軍事目的から、平和目的まで、人類は核力を使用する（核発電）ことに邁進してきた。

　原発そのものの脆さは、この度の福島第一原発の事故で明白に示された。ただし、現在までのところ、東電側は、事故の原因を、想定外に大きかった津波に押し付けようと懸命であるし、国際機関IAEAも津波を強調している。実際は、地震の揺れによる装置の僅かな破損やずれが、あの大きな事故につながったのであるが、この点は、地震国での原発推進のためには政府はどうしても肯定できない点である。2016年4月中旬から始まった熊本大震災は、持続的に2ヵ月以上揺れを繰り返したし、その揺れは実は東北から台湾まで、広範囲にわたっている。図28は気象庁発表の2016年5月5日から8

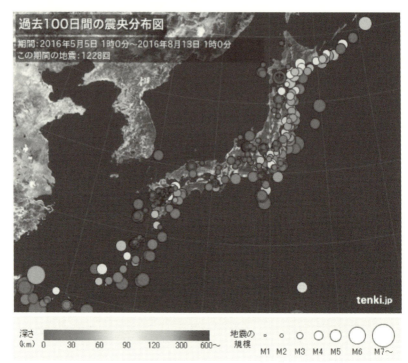

図28　2016年春先の日本周辺の地震

月13日までの100日間の地震発生の分布図である（tenki.jp）。この時期、日本で唯一稼働している鹿児島県の川内原発周辺にも地震震源地が分布しており、近接地までかなりの揺れを起こす可能性がある。このため、日本国民の多くは、川内原発の停止を要請しているが、企業も、原子力規制委員会も、政府も聞き入れていない（2016日8月12日現在）。これは非常に危険な状態である。その上、熊本地震の東への延長線上にある伊方原発が、2016年8月12日についに再稼働してしまった。電力会社も政府も、企業の利益のみを追求し、人民の健康・命などは無視していることは明らかである。

　もう一つの原発の危険性が、2016年3月22日に起ったベルギーのブリュセルのテロ事件で浮かび上がった。それは、現実には空港と地下鉄でのテロであったが、ブリュセルの南東と北西にある２つの原発（原子炉それぞれ3、4基）が攻撃対象に想定されていたらしく（例えば、Time.com 参照）、その

原発からは、必要最小限の作業員を残して、全員避難し、軍が警戒にあたった。これは、原発が、テロや国家間での衝突に際して、攻撃の格好の対象になる可能性を示唆している。原発が破壊されれば、放射性物質の拡散は免れず、原爆が落とされたことと等しい結果を招く。

　放射能が生命にとって大変危険なものであるということは、すでに充分に人類に突きつけられた真実である。この真実を人類全体が認識しなければならない。そして核（兵器も発電も）は直ちに、地球上からすべて廃棄しなければならない。こういっても、廃棄するには、経済的な問題の他に、技術的問題、作業員の健康問題、もちろんその作業に伴う放射性物質の漏出などなど、様々な問題が多く、しかも、今始めても１世紀などではとても終息しないであろう。真に困ったものを人類はつくってしまったのである。

　放射線（Ｘ線も含め）は有用な使い道もあるにはある。医療、科学技術での検出道具（トレーサー）などである。こうした有用な使用目的には、放射性物質は必要最小限の極小量の製造に止め、且つ厳重な管理の下にのみ使用されるべきである。ただし、必須なものではないので、Ｘ線の医療目的に使用ぐらいを除いて、廃棄してもよい。

　現在、地球上の核政策の基本法は、核不拡散条約で、軍事利用を５大核保有国（アメリカ、ロシア、イギリス、フランス、中国）以外には禁止しているが、すでに、イスラエル、インド、パキスタン、北朝鮮など条約に参加していない核保有国もできてしまっている。核の軍事利用は最も目に見える危険であり、世界中の人はその危険性を充分に認識している。

　しかし、核不拡散条約の第４条は、核の平和利用には何ら制限を設けてはいないし、むしろ促進している。これは根本的な無理解に基づいている。この書全体で、明らかにされたように「平和利用」（原子力発電その他）にまつわる放射性物質の地球上での悪影響は、平和利用もあってはならないことを明確に示唆している。このことを人類全体が認識しないで、平和利用と称して原子力産業を増やし続ければ、地球上の化学世界は、破綻してしまう。この宇宙の中の希な、素晴らしい天体（化学世界）が破滅してしまうのである。核不拡散条約は、あらゆる核使用を禁止するものに改めなければならない。もちろん、核・素粒子などの研究や放射線の医療への使用まで禁止するものではない。

なお、「原発はあってはならない」という議論は、以上とほとんど同じ根拠から1966〜67年ごろにすでに主張されていた。それは，E.F.シューマッハーの名著『スモールイズビューテイフル』（原著1973年発行、日本語訳、1986年）の第4章「原子力——救いか呪いか」である。シューマッハーは、経済学者であり、本書で主張している「放射線は生命と相容れない」という科学的根拠を提出してはいないが、そのことを直感的に理解し、それに基づいて議論している。議論のいくつかを引用する。

* ＊人間が、自然界に加えた変化の中で、もっとも危険で深刻なものは、大規模な原子核分裂である。核分裂の結果、電離放射能が環境汚染の極めて重大な原因となり、人類の生存を脅かすことになった。一般の人たちが原子爆弾のほうに注意を奪われるのはうなづけるが、それが将来2度と使われないという希望はまだ持てる。ところが、いわゆる原子力の平和利用が人類に及ぼす危険のほうが、はるかに大きいのである。
* ＊核分裂と云うものが、人間の生命にとって想像を絶する類例のない特殊な危険だと云うことが、まったく考慮されておらず……
* ＊放射性物質は、いったん造ったが最後、その放射能を減らす手だてがまったくないということである……。それにしても、原子炉から出る大量の放射性廃棄物の安全な捨て場所とは、一体どこであろうか。地球上に安全と云える場所はない。
* ＊「原子力の平和利用」の……危険は、今のところは原子力の利用が統計にも現れないほどの小規模であるとはいえ、我々だけではなく、子々孫々にまで悪影響を及ぼすという点なのである．本格的な動きはこれからのことであるが、その規模たるや人々の想像を超える。
* ＊電離放射線で空気や水が汚染されるのと比べたら、煤煙で空気が汚れるのにどれほどのことがあろうか．石炭や石油で空気や水を汚す害悪を軽視しようというのではけっしてないが、「次元の相違」を認識すべきである。

付表1 U-235の核分裂生成物——半減期に安定とあるのは非放射性

同位体	収率(%)	崩壊モード	エネルギー(KeV)	半減期	崩壊生成物、コメント
Cs-133 → (Cs-134)	6.79			安定	Cs-133は安定だが、中性子を補足してCs-134に、それはb-崩壊するが、中性子捕捉でCs-135にもなる
Cs-134		β (γ)	2059 (605,796)	2.07y	-> Ba-134m1, m2- γ -> Ba-134
Cs-135	"	β	269	2.3My	-> Ba-135
I-135 → Xe-135	6.33	β	135	6.57h	中性子捕捉で、10%–50%の^{135}Xeは^{136}Xeに。残りは(9.14h)でCs-135 (2.3My)に
Zr-93	6.30	β (γ)	90	1.53My	->Nb-93m-> γ (14 y) ->Nb-93
Mo-99	6.1	β	1357	65.94h	->Tc-99m- γ (142 KeV, 6 hrs) -> Tc-99
Cs-137	6.09	β, g	514,662	30.17y	-> Ba-137m- γ ->Ba-137
Tc-99	6.05	β	294	211Ky	-> Ru-99
Sr-90	5.75	β	546	28.9y	-> Y-90
I-131	2.83	β, γ	606,364	8.02d	- β -> Xe-131m - γ -> Xe-131
Pm-147	2.27	β	224	2.62y	-> Sm-147
Sm-149	1.09			安定	
I-129	0.65	β, g	194,236	15.7My	- β -> Xe-129m - γ -> Xe-129
Sm-151	0.42	β	77	90y	中性子捕捉で安定なSm-152に
Ru-106	0.39	β	39	373.6d	- β -> Rh-106 - β -> Pd-106
Kr-85	0.27	β, γ	250	10.78y	-> Rb-85; 0.43% b/ γ (514KeV)
Pd-107	0.16	β	33	6.5My	-> Ag-107
Se-79	0.051	β	151	327Ky	-> Br-79
Eu-155	0.033	β	253	4.76y	- β -> Gd-155;中性子を補足
Sb-125	0.030	β, γ	767 (145)	2.76y	->Te-125m-g (57.4 d) ->Te-125
Sn-126	0.024	β	380	230Ky	-> Sb-126
Gd-157	0.0065			安定	中性子を捕捉
Cd-113	0.0003	β	322	14.1y	中性子を捕捉
K-40**		β, γ	1311 1460	1.25Gy	90% β -> Ca-40; 10% K-40 -EC#/ γ -> Ar-40
U-235**		α	4679	704My	
U-238**		α	4267	4.51Gy	
Ra-226**		α	4817	1.6Ky	
Pu-239***		α	5245	24.4Ky	
H-3##		β	18.6	12.3y	

(収率:ウィキペデイア;*d=日、y=年、Ky=10³年、My=10⁶年、Gy=10⁹年;**自然にあるもの;***U-238から中性子吸収で出来る;#電子捕捉;##トリチウム

あとがき　科学者・ジャーナリストよ立ち上がってほしい

　放射線とその健康への影響は、根本的に科学の問題である。それが、個人・家族・社会（自治体から国家）レベルでの現象として現れる時は、社会問題にもなる。非常に難しい問題である。

　科学レベルの問題として扱う場合、現在の人類の到達した知識、研究が行き届いているデータは、残念ながら非常に不十分である。人間（一般的にいって生物）の健康状態は、常に内外の攪乱因子によって変動している。そして非正常状態は、病気状態とされ、多くは、病名まで与えられている。内外の攪乱因子には実に様々なものがある——天候、気温、湿度、毒素（広い意味で）、細菌、ウィルス、ストレスなどなどである。放射線も攪乱因子の一つであるが、おそらく、前者の各種因子とは根本的に違う作用をもっていると思われる。それは、この書の第2部で詳述した。しかし、表面に現れる病状のみからは、放射線被曝によるかどうかは判定できない。疫学的・統計的な方法でのみ因果関係が検証できる。

　ただし、病状の現れている臓器・組織に特定できる放射能値を測定できる場合には因果関係を云々できるであろう。生存中では、おそらく甲状腺以外ではこういうことは不可能であろうが、死亡後の解剖と同時に、臓器の放射能の測定が行われればできる。ウクライナの医師バンダジェフスキーが、チェルノブイリ事故被害者についてこのような測定を行った。

　さて、放射能問題は、過去せいぜい1世紀、しかもかなり大きな問題になったのは過去70年程度であり、人類はまだ充分なデータも知識ももってはいない。その上、原子力産業の維持によって利益をうる企業、その背後にいる組織や人物、それに動かされる政府、核に依存する科学者などが、原子力産業にとって都合の悪いデータを必死に隠そうと努力している。特に、微妙

な影響である放射線障害は、多くの場合、頭から否定するという手段に出ている。こういう宣言に対抗して、放射能の負の影響を声を大きくして、反論しなければ、多くの市民は、原子力産業側の声を信じざるをえないであろうし、現実に福島ではそういう傾向がでてきているようである。

　しかし、反論はどういう形で、市民に通じさせることができるであろうか。脱被曝運動メーリングリストなどでの発言は、多数市民への影響力はほとんどない。だから無駄だといっているわけではないが、より有効な方法がないものかと考える。

　こうした雰囲気の中で、影響力を発揮できるのは、マスメディアであり、そこに寄与するジャーナリストであろう（朝日新聞「核といのち」、「核の神話」など）。しかし、ジャーナリスト自身、放射能の真実を学ばねばならない。そうでなければ、たとえ本人が良心に従って報道に従事したとしても間違った情報を市民に拡大するだけである。

　そのために、専門家も含めた科学者はどうすべきであろうか。現役の科学者の大部分は、現在研究を遂行しており、そのための研究費を必要としている。権力側の意に反する研究は、残念ながら、往々にして研究費を断たれる。それは、大方の研究費の支給を司るのが権力側であるからだ。しかし、この研究費の出所は、国民からの税である。国民の利益になる研究、いや人類の真実追求を阻害するというのは、犯罪に相当するやり口である。現実にはしかしこれがまかり通っており、現役の研究者は、自粛せざるを得ない。原発・放射能問題については、この書全体で見てきたように、原子力産業に不利な見解は、容赦なく潰される。

　一方、原子力産業に与する研究者も多い。それは、特に「原子力」開発に貢献したと自負する核物理関係の研究者であり、放射能の影響を実感することのないように仕組まれ、充分に安全性を確保した条件下での自らの（研究）経験から、放射能の影響については、否定的である。環境にばらまかれ、それが個人のコントロール下にない放射能の影響が、仕組まれた条件下のものとどのように違うだろうかという想像すらもしない。放射能の生命への影響は、生理現象であるが、こうした人達は、その面を充分に理解しようとはしない傾向が強い。どうか、もう少し興味をもって、放射能の問題を理解しようと試みてほしいと思う。

分子生物学、細胞学、生理学の学者、そして医学者は、放射能がどんなものか理解すれば、それが生物にどのような影響を及ぼすかについては考えが及ぶであろう。こうした科学者達が、放射能の真実を学ぶ努力をし、できるならば、公の研究費に依存せずにできる範囲で、研究する意欲をもってほしいと思う。引退して、権力からの影響を受ける心配のない科学者に特にお願いしたい。そして、多くのそうした科学者および患者に遭遇し観察する機会の多い医師の方々が、勇気をもって、発言し、原子力産業側の隠蔽した真実を掘り出し、ウソを暴くことをしてほしい。

　それから、ジャーナリストが真実を学び、多くの市民に真実を知らせる役割を果たしてほしい。そういう、現状ではまだ難しい役割を、影響力のあるジャーナリスト達が、勇気をもって、行わない限り、人類に未来はない。これは日本に限らない。世界中の問題である。

参考文献

(配列は、発音のアルファベット順；論文の題名は""で、掲載雑誌名や書籍の題名は『』で、雑誌の号と出版年は太字で示す)

阿部ら、2014：Abe, Y., Iizawa, Y., Terada, Y., Adachi, K., Igarashi, Y., and Nakai, I., "Detection of Uranium and Chemical State Analysis of Individual Radioactive Microparticles Emitted from the Fukushima Nuclear Accident Using Multiple Synchrotron Radiation X-ray Analyses", 『Anal. Chem.』, 86 (2014), 8521-8525

阿部ら、2016：阿部善也、飯沢勇信、小野貴大、中井泉、佐藤志彦、末木啓介、金井豊、足立光司、五十嵐康人、"福島第一原発事故により放出された粒子状放射性物質の物理・化学的性状の解明"、日本地球惑星科学連合2016年大会で発表

足立ら、2013：Adachi, K., Kajino, M., Zaizen, Y., Igarashi, Y., "Emission of spherical cesium-bearing particles from an early stage of the Fukushima nuclear accident", 『Sci. Reports』, 3: 2554 (2013)

AECら、1950：AEC, et al,『The Effects of Atomic Weapons』, USGPO (1950)

青木、渡利、1996：放射線医学総合研究所監修、青木芳朗、渡利一夫編『人体内放射能の除去技術』(講談社、1996)

荒木田、2015：https://tokyopastpresent.wordpress.com/2015/03/22/3-11以後の福島の状況を赤裸々に語る荒木田岳「大／

朝日新聞、2016.03.19: http://digital.asahi.com/articles/ASJ3K3D6RJ3KPTIL00S.html

朝日新聞、2016.05.29：http://digital.asahi.com/articles/ASJ5W4WN7J5WUHBI01V.html?rm=434

ATOMICA、トロトラスト：http://www.rist.or.jp/atomica/data/dat_detail.php?Title_Key=09-03-01-11

Baker, Hoel, 2007: Baker, P. J., Hoel, D. G., "Meta-analysis of standardized incidence and mortality rates of childhood leukemia in proximity to nuclear facilities", 『Eur. J. Cancer Care』, 16 (2007), 355-363

Bandazhevsky (バンダジェフスキー)、2011：ユーリ・バンダジェフスキー著、久保田護訳：『放射性セシウムが人体に与える医学的生物学的影響:チェルノブイリ原発事故被曝の病理データ』(合同出版、2011)

バンダジェフスキー、2015：久保田護訳『放射性セシウムが与える人口学的病理学的影響：チェルノブイリ25年目の真実』(合同出版、2015)

米政府サイト：http://www.justice.gov/civil/common/reca

Blow, P., 1999: P. Blow director 『Village of Widows』(Lindum Films)

Bonisoli-Alquatiら、2015：Bonisoli-Alquati, A., Koyama, K., Tedeschi, D. J., Kitamura, W., Sukuzi, H., Ostermiller, S, Arai, E., Møller, A. P., Mousseau, T. A., "Abundance and genetic damage of barn swallows from Fukushima", 『Sci. Rept.』, 5：9432; 2015.04.02

Burlakova, 1995：Burlakova, E B., "Low intensity radiation; Radiobiological aspects", 『Rad. Protection Dosimetry』, 62 (1995) 13-18

CDC サイト：http://www.bt.cdc.gov/radiation/prussianblue.asp

チェルノブイリデータ：主として Povinec ら（2013）からだが、国連科学委員会（UNSCEAR）の推定値も含む。

ちくりん舎：http://chikurin.org/?p=2796#comment-176
ちくりん舎ブログ：http://chikurin.org/wp/wp-content/uploads/2016/10/72c1b777e89ba6a2d075834aa259b61c.pdf

中国新聞社、1991：『世界の被爆者』（講談社、1991）;『Exposure: Victims of Radiation Speak out 』（Chugoku Newspaper（Kodansha International, 1992）, p117-

Demidchik ら、2012：Yuri Demidchik, Mikhail Fridman, Kurt Werner Schmid, Christoph Reiners, Johannes Biko and Svetlana, "Papillary Thryrodi Cancer in Childhood and Adolescence with Specific Consideration of Patients After Radiation Exposure", 『Updates in the Understanding and Management of Thyroid Cancer 』（T. J. Faey, ed., 2012）: http://www.intechopen.com/books/updates-in-the-understanding-and-management-of-thyroid-cancer/papillary-thyroid-cancer-in-childhood-and-adolescence-with-specific-consideration-of-patients-after-

電力中央研究所、2014：http://criepi.denken.or.jp/jp/rsc/study/topics/hormesis.html

Eisenberg ら、2011: Eisenberg MJ, Afilalo J, Lawler PR, Abrahamowicz M, Richard H, Pilote L., "Cancer risk related to low-dose ionizing radiation from cardiac imaging in patients after acute myocardial infarction"、『Can. Med. Assoc. J.』, 183, 430-436（2011）

ETHOS、2007："Rehabilitation of living conditions in the territories contaminated by the Chernobyl accident: the ETHOS project in Belarus"（2007）, ftp://ftp.cordis.europa.eu/pub/fp5-euratom/docs/ethos.pdf

gakushuin、2011：http://www.gakushuin.ac.jp/~881791/housha/details/thyroidscreening.html#A

Gould, 1996: Gould, J. (with Sternglass, E. J., Mangano, J. J., McDonnell, W., 『The Enemy Within, The High Cost of living near Nuclear Reactors』, (Four Walls Eight Windows (New York), 1996)
Hallberg, Johansson, 2002：Hallberg, O., and Johansson, O., "Cancer trends during the 20th century", 『J. Austral., College of Nutritional and Environ. Medicine』, 21 (2002), 3-8

広河談、2015：広河隆、インタビュー、『NONUKES Voice』, No.5, 2015, p25

広瀬、2015：広瀬隆、『東京が壊滅する日：フクシマと日本の運命』（ダイヤモンド社、2015）

広島、1979：広島市・長崎市原爆災害誌編集委員会編、『広島・長崎の原爆災害』第7－9章　（岩波書店、1979）

檜山ら、2012：Hiyama, A., Nohara, C., Kinjo, S., Taira, W., Gima, S., Tanahara, a., Otaki, JM., "The biological impacts of the Fukushima nuclear accident on the pale grass blue butterfly",『Scientific Reports』, 2 (2012): 270

保安院（原子力安全保安院）："東京電力株式界者福島第1原子力発電所の事故に係わる1号機、2号基および3号基の炉心の状態に関する評価について"、2011.06.06

堀口ら、2016：Horiguchi, T., Yoshii, H., Mizuno, S., Shiraishi, H., "Decline in intertidal biota after the Great East Japan Earthquake and Tsunami and the Fukushima nuclear disaster: field observations",『Sci. Reports』, 6:20416 (2016.02.04); 河北新報、2016.02.05

イアン・フェイアリー、2014：Fairlie, I., "A hypothesis to explain childhood cancers near nuclear power plants",『J. Environ. Radioactivity』, 133 (2014), 10-17; 日本語訳：http://www.scribd.com/doc/249629048/

今中、福井、2015：今中哲二、福井学編：『福島事故による周辺生物への影響に関する専門研究会』（2015.08.10,11）報告書　KURRI-EKR-4

IPPNWドイツ、2011：日本語版：核戦争防止国際医師会議ドイツ支部著：松崎道幸監訳、『チェルノブイリ原発事故がもたらしたこれだけの人体被害―科学的データは何を示している』（合同出版、2012）

核の清算：https://www.youtube.com/watch?v=6p0-3pfxxIw

鎌田ら（広島大、長崎大）、2014：http://www.hiroshimapeacemedia.jp/?p=45379

兼保、2012：兼保 直樹　"風に乗って長い距離を運ばれる放射性セシウムの存在形態――大気中の輸送担体を解明"
http://www.aist.go.jp/aist_j/new_research/nr20120731/nr20120731.html

Kendallら、2012：Kendall G.M, Little M.P, Wakeford R, Bunch K.J, Miles J.C, Vincent T.J, Meara J.R, Murphy M.F, "A record-based case-control study of natural background radiation and the incidence of childhood leukemia and other cancers in Great Britain durin 1980-2006",『Leukemia』, 2013, Jan. 27 (1) 3-9

県民健康調査、2016.06：http://www.pref.fukushima.lg.jp/uploaded/attachment/167943.pdf

Kiikochanブログ：http://kiikochan.blog136.fc2.com/blog-entry-4254.html；http://kiikochan.blog136.fc2.com/blog-entry-4253.html; http://kiikochan.blog136.fc2.com/blog-entry-4261.html

北ら、2016:北和之、木名瀬健、堀内貴明、坂本宗一郎、武井愛里、五十嵐康人、足立光司、梶野瑞王、山田桂太、豊田栄、吉田尚弘、二宮和彦、篠原厚、大河内博、緒方裕子、

石塚正秀、牧輝弥、阿部善也、中井泉、恩田祐一、"夏/秋期における大気中の放射性セシウムの再飛散過程～生物—大気循環の可能性"、日本地球惑星科学連合 2016 年大会で発表

小泉ら、2011:小泉昭夫、原田浩二、新添多聞、足立歩、藤井由希子、人見敏明、小林果、和田安彦、渡辺孝男、石川裕彦、"福島県成人住民の放射性セシウムへの経口、吸入被ばくの予備的評価"
http://hes.med.kyoto-u.ac.jp/fukushima/EHPM2011.html

近藤宗平、1998：近藤宗平著『人は放射線になぜ弱いか——少しの放射線は心配無用』第 3 版（講談社、1998）

Lapp, 1962, 1963: Lapp, R., "Nevada test fallout and radioiodine in milk", Science, 137 (1962), 756-758; "Nevada test fallout",『Science』, 142 (1963), 448

Leggettら、2003：Leggett, R. W., Williams, L. R., Melo, D. R., Lipsztein, J. L., "Physiologically based biokinetic model for cesium in kthe human body",『Sci. the Total Env.』, 317 (2003), 235-255

Leuraud、ら, 2015: Leuraud, K., Richardson, D. B., Cardis, E., Daniels, R. D., Cillies, M., L'Hagan, J. A., Hamara, G. B., Haylock R., Laurier, D., Moissonnier, M., Schubauer-Berigan, M. K., Thierry-Chef, I., Kesminiene, A., "Ionizing radiation and risk of death from leukemia and lymphoma in radiation-monitored workers: an international cohort study",『Lancet, Hematology』, 2 (2015), 276-281

Lochard、2007：Lochard, J., "Rehabilitation of living conditions in territories contaminated by the Chernobyl accident: the ETHOS project",『Health Phys.』, 93 (2007), 522-526

Mancuso、2004：http://www.post-gazette.com/news/obituaries/2004/07/08/Obituary-Thomas-F-Mancuso-Pioneer-in-occupational-health-studies/stories/200407080138

まさのあつこ、2016.03.11：http://bylines.news.yahoo.co.jp/masanoatsuko/20160311-00055323/

Mathewsら、2013: Mathews, J. D., Forsythe, A. V., Brady, Z., Butler, M. W., Goergen, S. K., Bymes, G. B., Giles, G. G., Wallace, A. B., Anderson, P. R, Guiver, T. A., McGale, P., Cain, T. M., Dowoty, J. G., Bickerstaffe, A. C., Darby, S. C., "Cancer Risk in 680000 people exposed to computed tomography scans in childhood or adolescence: data linkage study of 11 million Australians",『Brit. Med. J.』, 2013.05.22

メドベージェフ、1982：ジョレス・A・メドベージェフ著、梅林宏道訳『ウラルの核惨事』（技術と人間、1982）

Møllerら、2012：Møller, A. P., Hagiwara, A., Matsui, S., Kasahara, S., Kawatsu, K., Nishiumi, I., Suzuki, H., Ueda, K., Mousseau, T. A., "Abundance of birds in Fukushima as judged from Chernobyl",『Environ. Pollut.』, 164 (2012), 36-39

森敏ブログ：http://moribin.blog114.fc2.com/?q=%BF%B9%C9%D2；http://www57.

atwiki.jp/20030810/pages/251.html#id_12fec6fb

森永徹、2016:"玄海原発と白血病"講演、福岡市、2016.01.30

森住ブログ：http://www.morizumi-pj.com/ural/ural.html

中川保雄、2011:中川保雄著『放射線被曝の歴史――アメリカ原爆開発から福島原発事故まで』（増補版、明石書店、2011）

NAVER まとめ、2015：http://matome.naver.jp/odai/2141784470400989501?&page=1

NHK スペシャル：米核兵器工場元労働者たちの告発：https://www.youtube.com/watch?v=UUSqTgK9hi0

Nikiforuk, A., 1998: "Echoes of the Atomic Age: Cancer kills fourteen aboriginal uranium workers",『Calgary Herald』, 1998.03.14

野原ら、2014：Nohara, C., Hiyama, A., Taira, W., Otaki, JM., "The biological impacts of ingested radioactive materials on the pale grass blue butterfly", Scientific Reports, 4（2014）: 4946; Hiyama, A., Taira, W., Nohara, c., Iwasaki, M, Kinjo, S., Iwata, M, Otaki, JM., "Spatiotemporal abnormality dynamics of the pale grass blue butterfly: three years of monitoring (2011-2013) after the Fukushima nuclear accident",『BMC Evol. Biol.』, 15（2015）: 15

NYT、2015：http://www.nytimes.com/2015/02/21/science/ernest-sternglass-physicist-and-nuclear-critic-dies-at-91.html?_r=0
Critics accused Dr. Sternglass of inflaming fears. "Dr. Ernest Sternglass, a perennial campaigner against nuclear power, is accused by neutral health authorities of mishandling data to demonstrate health damage," an editorial in The New York Times said. "Even in nuclear fables there are people who cry wolf."

落合、2016:朝日デジタル版　http://digital.asahi.com/articles/ASJ7W7SQKJ7WPTIL03B.html

落合、2014:落合栄一郎著『放射能と人体:細胞、分子レベルから見た放射線被曝』（講談社、2014）

落合（ベリタ）、2014：http://www.nikkanberita.com/read.cgi?id=201405141002073；http://www.nikkanberita.com/read.cgi?id=201405171452266；http://www.nikkanberita.com/read.cgi?id=201405261351081

Ochiai、2008: Ochiai, E.,『Bioinorganic Chemistry, A Survey』, Chapter 10, (Elsevier (Amsterdam), 2008)

小木曽、山田、2006：Oghiso, Y. and Yamada, Y., "Pathological Archives of Life-Span Animal Studies on Carcinogenesis Following Internal Exposures of Plutonium Compounds",『Nat. Inst. Rad. Sciences』, Feb., 2006

尾松、2016:尾松亮、"「チェルノブイリ被災国」の知見は生かされているか　「ロシア政府報告書」

から読み解く甲状腺癌の実態 "、『世界』、2016. 3月号

大野ら、2011：大野利眞、森野悠、田中敦 " 福島第一原子力発電所から放出された放射性物質の大気中の挙 "、『保健医療科学』、60（2011）、292-296：http://www.niph.go.jp/journal/data/60-4/20116004003.pdf

大瀧、大谷、2016："広島原爆被爆者における健康障害の主要因は放射性微粒子被曝である "、『科学』、86, 819-830 (2016)

Ozasa ら, 2012：LSS-14：Ozasa, K., Shimizu, Y., Suyama, A., Kasagi, F., Soda, M., Grant, E. J., Sakata, R., Sugiyama, H., Kodama, K., "Studies of the mortality of atomic bomb survivors, Report 14, 1950-2003: An overview of cancer and noncancer Diseases"（LSS-14）, 『Rad. Res.』, 177 (2012), 229-243

Povinec ら、2013：Povinec, P. P., Hirose, K., Aoyama, M., 『Fukushima Accident—Radioactivity Impact on the Environment』. Elsevier (2013)

ラジウムシテイー、ドキュメンタリーフィルム：https://www.youtube.com/watch?v=zLS6NCZPiSY

サンデー毎日、2016：3月15号、日野公介による報告

沢田昭二、2010：http://www.antiatom.org/Gpress/?p=3038

Segi ら、1965：Segi, M., Kurihara, M., Matsuyama, T., 『Cancer Mortality in Japan』, Department of Public Health, Tohoku University School of Medicine, Pub., 1965

七条和子（長崎大）、2009：http://ihope.jp/2009/03122206.html

週刊朝日、2013：2013年10月4日号、p26-31

週刊現代、2000.01.15 〜 22： http://oriharu.net/gabana_n/genpatu/jco-oouti-sikyo.htm

Spycher ら、2015：Spycher, B. d., Lupatsch, J. E., Zwahlen, M., Roosli, M., Niggli, F., Grotzer, M.A., Ritschewski, J., Egger, M, Kuehni, C E., "Background Ionizing Radiation and the Risk of Childhood Cancer: A Census-Based Nationwide Cohort Study", 『Env. Health Perspec.』, 2015.02.23

Stara ら、1971：Stara, J. F., Nelson, N. S., Della Rosa, R. J., Bustad, L. K.：" Comparative metabolism of radionuclides in mammals: a review"、『Health Phys.』, 20（1971）, 113

スターングラス、1972：Sternglass, E., 『Secret Fallout – Low level Radiation from Hiroshima to Three-Mile Island』(McGraw-Hill Book Co., 1972, 1981)

Stewart ら:Stewart. A., Webb, J. Hewitt, D., "A Survey of childhood malignancies", 『Brit. Med., J』, 1（1958）1495-1508

Tchertokoff、2004：Tchertokoff, W、監督 ., 2004、www.youtube.com/watch?y=

oryOrsOy6LI

Tenki.jp: www.tenki.jp/bousai/earthquake/seismicity_map/?area_type=japan_detail&recent_type=100days

Time.com: http://time.com/4271854/belgium-isis-nuclear-power-station-brussels/

東京新聞 2016.0627: http://www.tokyo-np.co.jp/s/article/2016062701001576.html；http://www.azom.com/news.aspx?newsID=45891

豊橋正人、2016：" 自然発生ではあり得ない：放射線量と甲状腺ガン有病率との強い相関関係 "、2016.02、豊橋正人、2016：" 自然発生ではあり得ない：放射線量と甲状腺ガン有病率との強い相関関係 " 論文、2016.01；https://drive.google.com/file/d/0B230m7BPwNCyMjlmd TVOdThtbEE/view

Tronko ら、1999：Tronko, M., Bogdanova, T., Komissarenko, I. V., Epstein, O. V., Kovalenko, A., Lichtarev, I. A., Kairo, I., Peters, S. B., LiVolsi, V. A., "Thyroid carcinoma in children and adolescents in Ukraine after the Chernobyl nuclear accident",『Cancer』, 86 (1999) 149-156

津田ら、2015：Tsuda, T., Tokinobu, A., Yamamoto, E., Suzuki, E., "Thyroid Cancer Detection by Ultrasound Among Residents Ages 18 Years and Younger in Fukushima, Japan, 2011-2014",『Epidemiology』, 2015.10.05

津田敏秀、2016a："福島・甲状腺がん多発の現状と原因 "、『科学』、Vol. 86, No. 3 (2016), 87-100

津田敏秀、2016b："甲状腺がんデータの分析結果──2016 年 6月6日第 23 回福島県「県民健康調査」検討委員会発表より"、『科学』、86, No. 8 (2016), 797-805
埋もれた警鐘、2005：https://www.youtube.com/watch?v=FjPlpi7odDM

UPLAN20160327：エートスと国際原子力ロビー：無知の戦略〜核惨事の線量基準・ロビー・共同管理〜；https://www.youtube.com/watch?v=C44bOutNpwE

ウラル核惨事：https://ja.wikipedia.org/wiki/ ウラル核惨事

渡辺ら、2015：Watanabe, Y., Ichikawa, S., Kubota, M., Hoshino, J., Kubota, http://historytogo.utah.gov/utah_chapters/utah_today/nucleartestingandthedownwinders.html？Y., Maruyama, K., Fuma, S., Kawaguchi, I., Yoschenko, V. I., Yoshida, S., "Morphological defects in native Japanese fir trees around the Fukushima Daiichi Nuclear Power Plant",『Sci Rep.』2015, 13232

渡辺ら、2016：渡辺悦司、遠藤順子、山田耕筰、『放射線被曝の争点；福島原発事故の健康被害は無いのか』、緑風出版、2016

Williamson、2014：http://japanfocus.org/-Piers-_Williamson/4232/article.html

Yablokov ら、2009：Yablokov, A. V., Nesterenko, V. B., Nesterenko, A. V.,『Chernobyl:

Consequences of the Catastrophe for People and the Environment』(『Ann. New York Acad.』, 1181 (2009); 日本語訳:星川淳監訳『調査報告　チェルノブイリ被害の全貌』（岩波書店、2012）

矢ケ崎、2014：　沢田昭二、松崎道幸、矢ケ崎克馬、島薗進、山田耕筰、生井兵治、満田夏花、小柴信子、田代真人、『福島への帰還を進める日本政府の4つの誤り——隠される放射線被害と健康に生きる権利」（旬報社、2014）、p29-30

Yagasaki, 2016: http://apjjf.org/2016/10/Yagasaki.html

山田、渡辺、2014：山田耕筰、渡辺悦司、"福島事故による放射能放出量はチェルノブイリの2倍以上 "、http://blog.acsir.org/?eid=29

ユタ州史、1979：http://historytogo.utah.gov/utah_chapters/utah_today/nucleartestingandthedownwinders.html

[著者略歴]

落合　栄一郎（おちあい　えいいちろう）

東京の生まれ、東京大学工業化学科卒、大学院化学系終了、工学博士。東大助教を経て、カナダ、ブリテイッシュコロンビア大講師、アメリカ、ペンシルバニア州、ジュニアータ大教授。退職までに、トロント大、マーブルグ大（ドイツ）、ウメオ大（スウェーデン）などで、客員教授。退職後は、カナダ・バンクーバーへ。著書には、生物無機化学という新分野の世界最初の書『Bioinorganic Chemistry, an Introduction』(Allyn and Bacon (Boston、1977)、この分野では、他に『Bioinorganic Chemistry, a Survey』(Elsevier, 2008) など数冊；化学の一般向け著書に『Chemicals for Life and Living』(Springer Verlag, 2011)；放射能問題に関しては、『原爆と原発：放射能は生命と相容れない』(鹿砦社、2012)、『Hiroshima to Fukushima: Biohazards of Radiation』(Springer Verlag, 2013)、『放射能と人体：細胞・分子レベルから見た放射線被曝』(講談社、2014)。文明論として『病む現代文明を超えて持続可能な文明へ』(本の泉社、2013) などがある。

JPCA 日本出版著作権協会
http://www.jpca.jp.net/

＊本書は日本出版著作権協会（JPCA）が委託管理する著作物です。

本書の無断複写などは著作権法上での例外を除き禁じられています。複写（コピー）・複製、その他著作物の利用については事前に日本出版著作権協会（電話03-3812-9424、e-mail：info@jpca.jp.net）の許諾を得てください。

放射能は人類を滅ぼす

2017年1月30日　初版第1刷発行　　　　　　　定価2800円＋税

著　者	落合栄一郎 Ⓒ	
発行者	髙須次郎	
発行所	緑風出版	

〒113-0033　東京都文京区本郷2-17-5　ツイン壱岐坂
［電話］03-3812-9420　　［FAX］03-3812-7262　［郵便振替］00100-9-30776
［E-mail］info@ryokufu.com　［URL］http://www.ryokufu.com/

装　幀	斎藤あかね		
制　作	R企画	印　刷	中央精版印刷・巣鴨美術印刷
製　本	中央精版印刷	用　紙	中央精版印刷・大宝紙業

E1200

〈検印廃止〉乱丁・落丁は送料小社負担でお取り替えします。
本書の無断複写（コピー）は著作権法上の例外を除き禁じられています。なお、
複写など著作物の利用などのお問い合わせは日本出版著作権協会（03-3812-9424）
までお願いいたします。

Eiichiro OCHIAI©Printed in Japan　　　　ISBN978-4-8461-1623-1　C0036

原発閉鎖が子どもを救う
乳歯の放射能汚染とガン

ジョセフ・ジェームズ・マンガーノ著／戸田清、竹野内真理訳

A5判並製
二七六頁
2600円

平時においても原子炉の近くでストロンチウム90のレベルが上昇する時には、数年後には小児ガン発生率が増大すること、ストロンチウム90のレベルが減少するときには小児ガンも減少することを統計的に明らかにした衝撃の書。

放射性廃棄物
原子力の悪夢

ロール・ヌアラ著／及川美枝訳

四六判上製
二三二頁
2300円

過去に放射能に汚染された地域が何千年もの間、汚染されたままであること、使用済み核燃料の「再処理」は事実上存在しないこと、原子力産業は放射能汚染を「浄化」できないのにそれを隠していることを、知っているだろうか？

終りのない惨劇
チェルノブイリの教訓から

ミシェル・フェルネクス／ソランジュ・フェルネクス／ロザリー・バーテル著／竹内雅文訳

四六判上製
二一六頁
2200円

チェルノブイリ原発事故による死者は、すでに数十万人ともいわれるが、公式の死者数を急性被曝などの数十人しか認めない。IAEAやWHOがどのようにして死者数や健康被害を隠蔽しているのかを明らかにし、被害の実像に迫る。

脱原発の市民戦略
真実へのアプローチと身を守る法

上岡直見、岡將男著

四六判並製
二七六頁
2400円

脱原発実現には、原発の危険性を訴えると同時に、原子力政策やエネルギー政策の面からも不要という数量的な根拠と、経済的にもむだだということを明らかにすることが大切。具体的かつ説得力のある脱原発の市民戦略を提案する。

世界が見た福島原発災害
海外メディアが報じる真実

大沼安史著

四六判上製
1700円

福島原発災害は、東電、原子力安全・保安院など政府機関、テレビ、新聞による大本営発表、御用学者の楽観論で、真実をかくされ、事実上の報道管制がひかれている。本書は、海外メディアを追い、事故と被曝の全貌と真実に迫る。

脱原発の経済学

熊本一規著

四六判上製
二三二頁
2200円

脱原発をすべきか否か。今や人びとにとって差し迫った問題である。原発の電気がいかに高く、いかに地域社会を破壊してきたかを明らかにし、脱原発が必要かつ可能であることを経済学的観点から提言する。

放射線規制値のウソ
真実へのアプローチと身を守る法

長山淳哉著

四六判上製
一八〇頁
1700円

福島原発による長期的影響は、致死ガン、その他の疾病、胎内被曝、遺伝子の突然変異など、多岐に及ぶ。本書は、化学的検証の基、国際機関や政府の規制値を十分のーすであると説く。環境医学の第一人者による渾身の書。

プロブレムQ&A
むだで危険な再処理
[いまならまだ止められる]

西尾漠著

A5判並製
一六〇頁
1500円

高速増殖炉開発もプルサーマル計画も頓挫し、世界的にみても危険でコストのかさむ再処理はせず、そのまま廃棄物とする直接処分が主流になっているのに、「再処理」をなぜ強行しようとするのか。本書は再処理問題をQ&Aでやさしく解説。

プロブレムQ&A
どうする？ 放射能ごみ
[実は暮らしに直結する恐怖]

西尾漠著

A5判並製
一六八頁
1600円

原発から排出される放射能ごみ＝放射性廃棄物の処理は大変だ。再処理をするにしろ、直接埋設するにしろ、あまりに危険で管理は半永久的だからだ。トイレのないマンションといわれた原発のツケを子孫に残さないためにはどうすべきか？

プロブレムQ&A
なぜ脱原発なのか？
[放射能のごみから非浪費型社会まで]

西尾漠著

A5判並製
一七六頁
1700円

暮らしの中にある原子力発電所、その電気を使っている私たち……。原発は廃止しなければならないか、増え続ける放射能のごみはどうすればいいか、原発を廃止しても電力の供給は大丈夫か――暮らしと地球の未来のために改めて考えよう。

低線量内部被曝の脅威
[原子炉周辺の健康破壊と疫学的立証の記録]

ジェイ・M・グールド著／肥田舜太郎他訳

A5判上製
三八八頁
5200円

本書は、一九五〇年以来の公式資料を使って、全米三〇〇〇余の郡の内、核施設に近い約一三〇〇郡に住む女性の乳癌リスクが極めて高いことを立証して、レイチェル・カーソンの予見を裏付ける。福島原発災害との関連からも重要な書。

核燃料サイクルの黄昏

クリティカル・サイエンス2
緑風出版編集部編

A5判並製
二四四頁
2000円

もんじゅ事故などに見られるように日本の原子力エネルギー政策、核燃料サイクル政策は破綻を迎えている。本書はフランスの高速増殖炉解体、ラ・アーグ再処理工場の汚染など、国際的視野を入れ、現状を批判的に総括したもの。

◎緑風出版の本

原発問題の争点
内部被曝・地震・東電
大和田幸嗣・橋本真佐男・山田耕作・渡辺悦司共著
A5判上製 二五二頁 3000円

福島事故の健康影響は増大している。本書は、放射性微粒子の危険性と体内に入ったセシウムやトリチウム等の影響を明確にすると同時に、汚染水問題や「健康被害はない」と主張する学界への批判を通して、原発事故の恐ろしさを検証する。

放射線被曝の争点
福島原発事故の健康被害は無いのか
渡辺悦司/遠藤順子/山田耕作著
A5判上製 二三八頁 2800円

3・11以後、福島で被曝しながら生きる人たちの一人である福島原発告訴団団長の著者。彼女のあくまでも穏やかに紡いでゆく言葉は、多くの感動と反響を呼び起こしている。本書は現在の困難に立ち向かっている多くの人の励ましとなる。

原発は滅びゆく恐竜である
―水戸巌著作・講演集
水戸巌著
A5判上製 三三八頁 2800円

原子核物理学者・水戸巌は、原発の危険性をいち早く力説し、反原発運動の黎明期を切り開いた。彼の分析の正しさは、福島原発事故で悲劇として実証された。3・11以後の放射能汚染による人体への致命的影響が驚くべきリアルさで迫る。

どんぐりの森から
原発のない世界を求めて
武藤類子著
四六判上製 二一二頁 1700円

3・11以後、福島で被曝しながら生きる人たちの一人である福島原発告訴団団長の著者。彼女のあくまでも穏やかに紡いでゆく言葉は、多くの感動と反響を呼び起こしている。本書は現在の困難に立ち向かっている多くの人の励ましとなる。

チェルノブイリと福島
河田昌東 著
四六判上製 一六四頁 1600円

チェルノブイリ救援を続けてきた著者が同事故と福島原発災害を比較し、土壌汚染や農作物・魚介類等の放射能汚染と外部・内部被曝の影響を考える。また汚染下で生きる為の、汚染除去や被曝低減対策など暮らしの中の被曝対策を提言。

■ 全国のどの書店でもご購入いただけます。
■ 店頭にない場合は、なるべく書店を通じてご注文ください。
■ 表示価格には消費税が加算されます。